Josef F. Justen

Man lebt *nicht* nur einmal

Sinn und Notwendigkeit der Reinkarnation und des Karmagesetzes

Vieles von dem, was in diesem Buch geschildert wird, haben wir – in einen *erheblich größeren Rahmen* eingebettet – bereits in unseren Werken »*Das Götterprojekt Mensch*« und »*Die spirituelle Seite des Todes*« dargestellt.

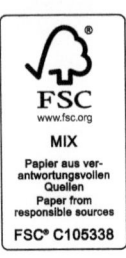

Bibliografische Information der Deutschen Nationalbibliothek:
Die Deutsche Nationalbibliothek verzeichnet diese Publikation
in der Deutschen Nationalbibliografie; detaillierte bibliografische
Daten sind im Internet über dnb.dnb.de abrufbar.

© 2021 Justen, Josef F.

Titelfoto (modifiziert): © Fotos auf pixabay

Herstellung und Verlag:
BoD – Books on Demand, Norderstedt

ISBN: 9783732246335

Fürchte dich nicht,
ermutigt der Engel,
ziehe mir nach,
laß dich durchleuchten,
kehre lichter zur Erde zurück,
stirb und werde wieder geboren,
bis das Vergehen
in Liebe verwandelt ist.

Albert Steffen[1]

Inhaltsverzeichnis

	Vorwort	7
1	Einleitung	9
2	**Die Überzeugung von der Reinkarnation – früher und heute**	12
2.1	Bis vor einigen Jahrtausenden	13
2.2	In den nachchristlichen Jahrhunderten bis ins 18. Jahrhundert	14
2.3	In der Zeit des deutschen Idealismus	16
2.4	An der Wende zum 20. Jahrhundert	18
2.5	Seit Mitte des 20. Jahrhunderts	19
3	**Die Reinkarnationsidee in der Bibel und im konfessionellen Christentum**	21
3.1	Hinweise auf das Reinkarnationsgesetz in der Bibel	22
3.2	Das notwendige Vergessen der Reinkarnation	25
3.3	Die Crux des konfessionellen Christentums	28
4	**Die unsterbliche ›Instanz‹ im Menschen**	34
5	**Reinkarnation – Das Gesetz der wiederholten Erdenleben**	41
5.1	Individualität und Persönlichkeit	43
5.2	Kann man das Reinkarnationsgesetz beweisen?	44
5.3	Was ist der Sinn der vielen Erdenleben?	53
5.3.1	Die Entwicklung des Menschen und der Menschheit gemäß *wissenschaftlicher* Anschauung	53

5.3.2	Die Entwicklung des Menschen und der Menschheit gemäß *kirchlicher* Anschauung	55
5.3.3	Die Entwicklung des Menschen und der Menschheit gemäß *anthroposophischer* Anschauung	60
5.4	Besondere Aspekte des Reinkarnationsgesetzes	65
5.4.1	Für welche Wesen gilt das Gesetz der Reinkarnation?	65
5.4.2	Beginn und Ende des Inkarnationskreislaufs	68
5.4.3	Der zeitliche Abstand zwischen zwei Inkarnationen	69
6	**Karma – Das große kosmische Schicksalsgesetz**	**73**
6.1	Ursache und Wirkung	75
6.2	Die Verbindung zwischen zwei Inkarnationen	78
6.3	Besondere Gesichtspunkte der Karmalehre	79
6.3.1	Der Fortschritt der Menschheit	79
6.3.2	Karma und Begabungen	80
6.3.3	Schwere Schicksale	82
6.3.4	Geschenke des Schicksals	87
6.3.5	Zusammentreffen mit Menschen im Erdenleben	89
6.3.6	Die Lebensaufgabe	91
6.3.7	Einwirken des Schutzengels	98
6.3.8	Krankheiten – Heilbarkeit und Unheilbarkeit	103
6.3.9	Karma und Freiheit – kein Widerspruch!	105
6.3.10	Karma und Erlösung	110
6.3.11	Volks-, Menschheits-, Erden- und Weltenkarma	114
6.3.12	Hinweis auf das Karmagesetz im Neuen Testament	118
6.4	Den Schicksalsmächten ›ins Handwerk pfuschen‹	120
6.5	Wie könnte sich das Verständnis für das Reinkarnations- und Karmagesetz auf bestimmte Lebensbereiche fruchtbar auswirken?	129

	Anhang	
A.1	Tabellen	132
A.2	Zitate berühmter Persönlichkeiten über die Reinkarnation	138

Quellennachweis 142

Literaturverzeichnis 145

Buchempfehlungen 147

Vorwort

Wir leben heute in einer Zeit größtmöglichen Geistesdunkels. In keiner anderen Epoche der Menschheit war es so wie in der Gegenwart, dass die Mehrheit der Menschen alles, was man nicht mit den *physischen* Sinnen sowie den sie verstärkenden Instrumenten und Messgeräten wahrnehmen, beobachten und studieren kann, für eine Illusion oder Schlimmeres hält.

Dieses Phänomen ist eine Folge der materialistischen Weltanschauung, die seit spätestens Ende des 19. Jahrhunderts immer mehr um sich greift. Auch unsere Wissenschaftler sind zum überwiegenden Teil materialistisch gesinnt. Für geistige Welten und Wesen ist in ihren Theorien und Modellen kein Platz. Die Tatsache, dass es Hellseher, also Menschen gibt, die über die Gabe verfügen, Geistiges wahrzunehmen und zu studieren, halten sie für Phantasterei.

Nie war es so dringend notwendig wie heute, dass mehr und mehr Menschen sich von den materialistischen Indoktrinationen, die längst auch an unseren Schulen betrieben werden, sowie den kirchlichen Dogmen emanzipieren und sich mit den spirituellen Lehren, wie man sie insbesondere aus der anthroposophisch orientierten Geisteswissenschaft *Rudolf Steiners* gewinnen kann, befassen.

Zu den wichtigsten und elementarsten geistigen Tatsachen gehören das *Reinkarnationsgesetz* und das ganz eng damit verknüpfte *Karmagesetz*. Es ist heute von fundamentaler Bedeutung, dass wir uns mit diesen Wahrheiten vertraut machen.

Wer diese Gesetze nicht kennt, kann nicht nur viele andere geistige Tatsachen nicht begreifen, sondern er kann im Grunde sein *eigenes* Leben nicht verstehen. Des Weiteren kann er nicht erkennen, welche negativen Auswirkungen gewisse Intentionen, die in der Technologie vorangetrieben und von der Politik vermutlich abgesegnet werden, für die Menschheit nach sich ziehen könnten.

Einige dieser Bestrebungen sind schon heute gang und gäbe. Etliche weitere und möglicherweise viel schlimmere werden in der Zukunft vermutlich Realität werden.
Auf diese Intentionen werden wir im 6. und letzten Kapitel noch zu sprechen kommen.

In dem vorliegenden Buch sollen diese beiden grundlegenden spirituellen Gesetze bzw. Lehren in einiger Ausführlichkeit dargestellt werden. Wenngleich sich alle folgenden Darstellungen ganz wesentlich auf das große Geistesgut der anthroposophisch orientierten Geisteswissenschaft Rudolf Steiners stützen, so sind dennoch keinerlei anthroposophische oder sonstige Vorkenntnisse vonnöten. Wir waren insbesondere bemüht, mit einem Minimum an anthroposophischen Fachausdrücken auszukommen.

Dieses Buch wendet sich insbesondere an Leser, die noch nicht mit den großen kosmischen Gesetzen, dem Reinkarnations- und Karmagesetz, vertraut sind. Es dürfte aber auch allen, die sich schon näher mit diesen befasst haben, noch etliche neue Aspekte und Denkanstöße liefern.

Anmerkung:

»Alle Zitate von Rudolf Steiner sind in einer anderen Schriftart gedruckt, um auf den ersten Blick als solche erkannt zu werden.«

»*Zitate von anderen Persönlichkeiten, Bibelverse und dergleichen sind kursiv gedruckt.*«

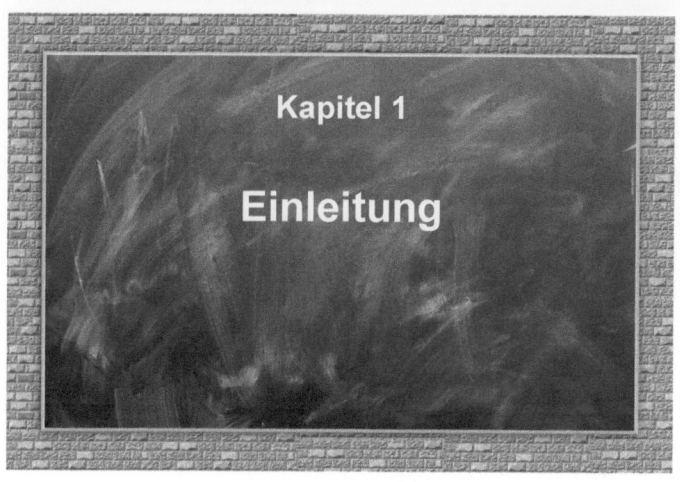

Kapitel 1

Einleitung

> *Anfang alles wertvollen geistigen Lebens*
> *ist der unerschrockene Glaube an die Wahrheit*
> *und das offene Bekenntnis zu ihr.*
> *Auch die tiefste religiöse Erkenntnis*
> *liegt nicht außerhalb des Denkens*
>
> **Albert Schweitzer**[1]

Irgendwann stellt sich wohl jeder Mensch einmal die Frage nach dem Sinn des menschlichen Lebens. Man möchte die Entstehung und das Ziel des Menschenwesens und seines eigenen Lebens ergründen.

In diesem Zusammenhang drängen sich viele Fragen auf:

➣ Wie lange gibt es dieses Wesen, zu dem ich *»Ich«* sage – also mein *»Ich-Wesen«* – schon?

➣ Hat meine Existenz erst mit meiner Geburt bzw. der Empfängnis begonnen, oder war ich schon vorher da?

➣ Endet meine Existenz mit meinem Tod, oder wird sie diesen überdauern?

> Werde ich womöglich eines fernen Tages erneut auf der Erde geboren?
> Was ist eigentlich der Sinn meines Daseins?

Diese Fragen führen unmittelbar in den Kern der *Reinkarnationslehre*. Diese besagt – um es hier zunächst einmal in aller Kürze zu formulieren –, dass jeder Mensch im Zuge seiner ewigen Existenz schon viele Male als menschliches Wesen auf der Erde verkörpert war und dass er noch viele Male auf ihr wieder erscheinen wird. Zwischen zwei Erdenleben war er für lange Zeit in den geistigen Welten, in denen er sein letztes Erdenleben aufgearbeitet und schließlich sein neues vorbereitet hat.

Dann hat wohl jeder von uns schon des Öfteren in seinem Leben sehr erfreuliche, aber auch sehr unangenehme, vielleicht sogar niederschmetternde Dinge erlebt. Auch wundern wir uns doch oft, wie es möglich war, dass wir unseren besten Freund oder unseren Ehepartner auf so sonderbaren Wegen erstmals begegnet sind. Des Weiteren verstehen wir oftmals nicht so recht, warum wir uns gerade für diesen oder jenen Beruf oder einen bestimmten Arbeitgeber entschieden haben. Auch fragen wir uns vielleicht, warum beispielsweise unser Sohn oder unsere Tochter schon im Kindesalter ein ganz erstaunliches Talent aufwiesen, das die Eltern und Großeltern nicht besaßen.

Hier stellen sich unweigerlich Fragen wie:

> Waren das rein ›zufällige‹ Geschehnisse?
> Sind wir womöglich Marionetten an den Fäden eines großen ›kosmischen Würfelspielers‹, oder haben diese Ereignisse ganz wesenhaft *mit uns* zu tun?
> Sind sie vielleicht die Folge unseres Verhaltens oder unserer Taten aus einer urfernen Vergangenheit?
> Haben wir uns diese Dinge vor unserer Geburt womöglich selbst ausgesucht?

➤ Wozu bin ich hier eigentlich angetreten?

Um Antworten auf diese Fragen zu finden, müssen wir das *Karmagesetz* heranziehen. Dieses besagt, dass *nichts* von dem, was wir im Erdendasein erleben, zufällig geschieht. Wir sind es gewohnt, von einem »Zufall« zu sprechen, wenn sich etwas ereignet, für das es keine Ursache zu geben *scheint*. Im Kosmos geschieht aber niemals etwas, für das es keine Ursache gibt! Einen »Zufall« im landläufigen Sinne gibt es nicht! Wenn uns etwas *zufällt*, so gibt es dafür immer eine Ursache, die meistens im Geistigen zu finden ist und sich uns nicht oder nur schemenhaft offenbart. Wir können sie allenfalls erahnen. *Vieles* von dem, was auf uns zukommt – unabhängig davon, ob wir es als erfreulich oder unerfreulich empfinden –, ist eine logische und gesetzmäßige Folge unseres Verhaltens oder unserer Taten aus einem früheren Erdenleben. Bei einigem von dem, was uns widerfährt, kann es sich durchaus auch darum handeln, dass wir es uns im vorgeburtlichen Dasein *selbst* ausgesucht und regelrecht geplant haben.

Auf das Reinkarnations- und Karmagesetz werden wir in diesem Buch erst in Kapitel 5 bzw. in Kapitel 6 *detailliert* zu sprechen kommen.

Vorher wollen wir zunächst noch die Frage klären, ob die Menschen in früheren Zeiten auch so verhältnismäßig wenig von diesen Gesetzen wussten – wie es heute der Fall ist – oder ob sie diese vielleicht sogar für Weltentatsachen hielten (☛ Kapitel 2).

Dann werden wir einen Blick auf das werfen, was im konfessionellen Christentum in diesem Zusammenhang gelehrt wird (☛ Kapitel 3).

Schließlich müssen wir noch erläutern, was der Mensch eigentlich ist bzw. was seine Wesenheit ausmacht (☛ Kapitel 4). Nur wenn man wirklich weiß, was den Menschen auszeichnet und was ihn weit über die Wesen des Tierreiches erhebt, kann man die Reinkarnations- und die Karmalehre verstehen.

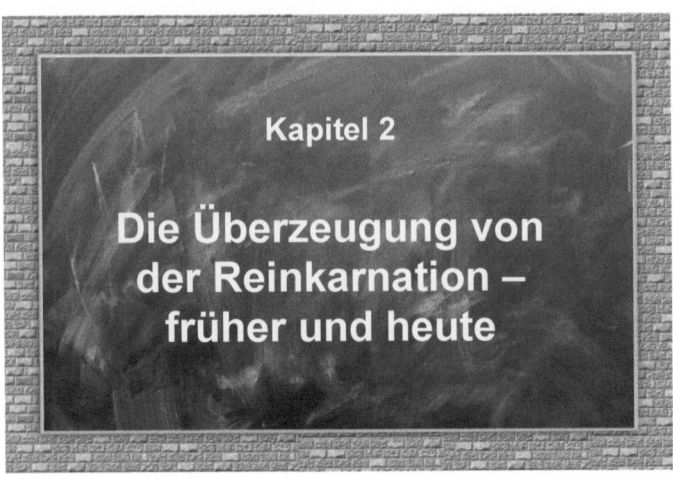

Kapitel 2

Die Überzeugung von der Reinkarnation – früher und heute

*Die Ursache aller Dinge ist der Geist.
Er bringt einen Körper hervor,
durch den er seine Wunder vollführt.
Ist der Körper zerstört,
schafft sich der Geist einen neuen Körper,
der ähnliche oder höhere Eigenschaften hat.*

Paracelsus[1]

Die Reinkarnations- und Karmalehre sind ein ganz wesentlicher Bestandteil der buddhistischen und hinduistischen Religion. In unserem stark vom Christentum geprägten Abendland spielen sie keine große Rolle.

Die Anzahl derer, welche die Reinkarnationslehre für einen Unsinn halten, ist immer noch sehr hoch. Gemäß *verschiedener* Meinungsumfragen aus den letzten Jahren sind knapp 70 Prozent der Menschen in der Bundesrepublik Deutschland der Auffassung, dass die Wiederverkörperung *keine* Tatsache sei. Etwa ein Drittel der Deutschen vertritt sogar die Ansicht, dass es *kein* Leben nach dem Tod gebe. Dass ein solcher Mensch die Lehre von den wiederholten Erdenleben für Phantasterei oder Wunschdenken hält, ist ja nur konsequent.

Wir wollen uns in diesem Kapitel die Frage vorlegen, ob das in früheren Zeiten genauso war. Glaubte die große Mehrheit der Menschen in früheren Epochen auch nicht an die Reinkarnation?

2.1 Bis vor einigen Jahrtausenden

Noch bis vor einigen Jahrtausenden waren die Menschen davon *überzeugt*, dass jeder Mensch viele Male den irdischen Schauplatz betritt, dass er sich also viele Male auf der Erde verkörpert.

Woher nahmen sie diese Gewissheit?
Nun, während es *heute* nur eine vergleichsweise kleine Schar von Menschen gibt, die *hellsichtig* ist, war die Gabe, in übersinnliche Welten schauen zu können, in früheren Epochen, die schon viele Jahrtausende zurückliegen, eine ganz natürliche Fähigkeit, über die *alle* Menschen verfügten. Für sie waren die geistigen Welten und Wesen mindestens genauso real wie es die Erdenwelt und die Erdenmenschen waren.

Selbst vor ein paar Jahrtausenden verfügten die Menschen noch über ein instinktives, traumartiges Hellsehen.
Somit wäre es den Menschen dieser Zeit noch absolut absurd erschienen, wenn jemand nicht nur gesagt hätte, es gäbe kein Leben *nach dem Tod*, sondern auch wenn er die Meinung vertreten hätte, es gäbe kein Leben *vor der Geburt*. Die damaligen Menschen wären gar nicht erst auf die Idee gekommen, den Tod als einen *radikalen* Übergang von einer Daseinsform in eine andere und schon gar nicht als ein Ende ihrer Existenz aufzufassen. Sie hatten noch ein deutliches Bewusstsein, dass sie vor ihrer Geburt aus einer geistigen Welt herabgestiegen waren, in die sie nach dem Tod wieder hinaufsteigen werden. Das vorgeburtliche, das irdische

und das nachtodliche Dasein war für sie *ein* großer *gemeinsamer Lebensstrom.* Diese Fähigkeit und dieses Bewusstsein mussten die Menschen nach und nach verlieren, um sich von der straffen Führung der ›Götter‹, derer sie einstmals bedurften, zu lösen. Nur so konnten sie ihr Erdenleben mehr und mehr ergreifen lernen und zu selbständig denkenden und frei handelnden Wesen werden.

Also, in früheren Zeiten der Menschheitsentwicklung hatten die Menschen noch ein durchaus lebendiges *Wissen* von der Reinkarnationsidee. Der Gedanke der Wiederverkörperung ist ein sehr alter. Man findet ihn in der einen oder anderen Form in allen Kulturen der vorchristlichen Zeit. Wie man der *»Bhagavad Gita«* entnehmen kann, war er schon bei den alten Indern, die etwa sechs bis acht Jahrtausende vor unserer Zeitrechnung lebten, bekannt. Ebenso kannten ihn etwa die alten Perser, die Ägypter und die frühen Griechen. In allen Mysterienstätten des Altertums wurde die Wiederverkörperung gelehrt.

Auch für viele Hebräer, die in der Zeit lebten, als Jesus Christus auf der Erde wandelte, gehörte die Lehre von den wiederholten Erdenleben noch zum Glaubensgut.

2.2 In den nachchristlichen Jahrhunderten bis ins 18. Jahrhundert

Bereits in den ersten nachchristlichen Jahrhunderten nahm die Bedeutung der Reinkarnationslehre mehr und mehr ab. Sie hat im Christentum zu keinem Zeitpunkt eine tragende Rolle gespielt. In der Dogmengeschichte ist von ihr nirgends die Rede. Dass zumindest noch einige Menschen in dieser Zeit diese Lehre vertraten, kann man den Schriften der Gnostiker und der ersten Kirchenväter entnehmen. Von dem berühmten Schriftsteller und Kirchenlehrer *Origines* (um 185 bis 254) ist überliefert, dass er zumindest die Überzeugung von der *Präexistenz* der menschlichen Seele, die ja eine notwendige Voraussetzung für den Reinkarnationsgedanken ist, vertrat. Origines war noch der festen Überzeugung, dass die menschliche Seele aus einer geistigen Welt herabsteigt, wenn sie sich in einem Erdenleib verkörpert. Es ist sehr wahrscheinlich, wenngleich nicht mehr ganz eindeutig zu belegen, dass er auch von der Reinkarnation wusste.

Er gewann sehr viele Anhänger, die auch noch Jahrhunderte nach seinem Tod an seinen Lehren festhielten. Vermutlich nahm die Schar seiner Anhänger solche Ausmaße an, dass die Kirche sich genötigt sah, die Lehren dieses großen Denkers auf dem fünften Konzil zu Konstantinopel im Jahre 543 zu verurteilen. Hier wurden viele Lehren, von denen die meisten auf ihn zurückgingen, mit dem *Kirchenbann* belegt. Einer dieser Bannsprüche lautete: *»Wenn einer die erdichtete Präexistenz der Seelen und ihre daraus folgende phantastische Wiederherstellung vertritt – so sei er im Bann.«*[2]

Im gesamten Mittelalter spielte das Reinkarnationsthema in der *westlichen* Welt ebenfalls keine nennenswerte Rolle, was gewiss nicht zuletzt daran lag, dass die Wiederverkörperung von der Kirche als ketzerisch erklärt wurde, dass sie die Reinkarnationslehre nicht nur abschaffte, sondern sogar verdammte.

Aus dieser Zeit sind nur wenige Dokumente erhalten, in denen der Reinkarnationsgedanke aufgegriffen wurde. Bekannt ist, dass diese Lehre von den von der Kirche als »Ketzergruppen« diffamierten Gnostikern, Manichäern, Tempelrittern und Rosenkreuzern gepflegt wurde. In diesen esoterischen Kreisen war überhaupt ein tiefes Wissen über spirituelle Wahrheiten vorhanden.

Von dem bekannten Schweizer Arzt, Astrologen und Philosophen *Paracelsus* (1493 bis 1541) ist eine Aussage überliefert, die zeigt, dass er von den wiederholten Erdenleben überzeugt war: *»Die Ursache aller Dinge ist der Geist. Er bringt einen Körper hervor, durch den er seine Wunder vollführt. Ist der Körper zerstört, schafft sich der Geist einen neuen Körper, der ähnliche oder höhere Eigenschaften hat.«*[1]

2.3 In der Zeit des deutschen Idealismus

Erst wieder in der Zeit des deutschen Idealismus traten einige große Dichter und Denker auf, in deren Seelen eine *Ahnung* von dieser Weltentatsache aufleuchtete, über die sie zumindest zarte Andeutungen machten. Hier ist allen voran an *Gotthold Ephraim Lessing* (1729 bis 1781), aber auch an *Johann Gottfried Herder* (1744 bis 1803), *Jean Paul* (1763 bis 1825), *Friedrich Schiller* (1759 bis 1805) und *Johann Wolfgang von Goethe* (1749 bis 1832) zu denken. Die Zeit war allerdings noch nicht reif, dass die Reinkarnationsidee gedanklich *klar* ergriffen und zu einer Lehre ausgebaut werden konnte. Lessing vermochte allerdings bereits, den *Entwicklungsgedanken* des Menschen und der Menschheit, der – wie wir in Kapitel 5 noch sehen werden – den wesentlichen Grund bzw. Sinn des Reinkarnationsgesetzes darstellt, zu erfassen. In seinem Werk *»Die Erziehung des Menschengeschlechts«*, das er in seinen reifsten Jahren schrieb, zeigt er auf, dass das ganze menschliche Leben gar keinen Sinn machen würde, dass es gar nicht erklärbar wäre, wenn man *nicht* von den wiederholten Erdenleben ausgehen würde. Für Lessing entstand der Gedanke: Wie ist der Fortschritt der Menschheit einzig und allein zu erklären? Rudolf Steiner sagte dazu: »Lessing kann ihn sich nicht anders erklären, als daß er jede Seele teilnehmen läßt an jeder Kulturepoche der Menschheit, wenn es überhaupt einen Sinn haben soll, daß in der Menschheitsentwickelung ein Fortschritt ist. Denn es hätte keinen Sinn, wenn die eine Seele nur lebte in der Kulturepoche des Alten Testamentes oder eine andere nur in der Epoche des Neuen Testamentes. Es hat nur einen Sinn, wenn die Seelen hindurchgeführt werden durch alle Kulturepochen und teilnehmen an allen Erziehungsstufen der Menschheit. Mit anderen Worten: wenn also die Seele in wiederholten Erdenleben lebt, dann hat die fortschreitende Erziehung des Menschengeschlechtes ihre gute Bedeutung. Damit springt die Idee der wiederholten Erdenleben aus Lessings Kopfe heraus als eine solche, die dem Menschen zugeordnet ist. Denn im tieferen Sinne liegt für Lessing folgendes zugrunde: Wenn eine Seele zur Zeit des Alten Testamentes verkörpert war, so hat sie aufgenommen, was sie damals aufnehmen konnte; wenn sie dann in einer späteren Zeit wieder erscheint, so trägt sie die Früchte dieses vorangegangenen Lebens hinüber in das nächste, die Früchte des zweiten Lebens wieder in das folgende und so fort. So greifen die aufeinanderfolgenden Stufen in die Entwickelung ein. Und was sich eine Seele erringt, das hat diese Seele nicht bloß für sich, sondern für die ganze Menschheit errungen. Die Menschheit wird ein großer Organismus, und die Reinkarnation wird für Lessing notwendig, damit das ganze Menschengeschlecht vorrücken kann. So ist es die geschichtliche Entwickelung, die Angelegenheit der ganzen Menschheit, von der Lessing ausgeht und getrieben wird zur Anerkennung der Reinkarnation.«[3]

Einige Zeit später bekannten sich viele weitere große Geister zu dem Reinkarnationsgedanken. So schrieb etwa *Hermann Hesse* (1877 bis 1962) in einem Brief an die Schriftstellerin *Lisa Wenger*: *»An etwas wie eine Seelenwanderung glaube auch ich, ich halte das eigentlich für selbstverständlich, sobald man anfängt zu denken. Dieser Glaube hat manches Beruhigende, aber er enthält auch die Erkenntnis, daß alles, was wir erleben, von uns selbst gewollt und herbeigerufen ist, und dann gibt es keine Ausflüchte und keinen Trost mehr gegen das bittere Schicksal, als sich damit einverstanden zu erklären und ›ja‹ dazu zu sagen, und das ist immer schwer.«*[1]

Der deutsche Dramatiker *Gerhart Hauptmann* (1862 bis 1946) schreibt in seinem Tagebuch: *»Wie kommen Menschen dazu, durch Worte gegebene Darstellungen von Dingen zu verstehen, die sie selbst nie erlebt haben? Man muß an unendlich viele Vorleben dabei unbedingt denken. – Ich zum Beispiel: wie kann ich so stark fühlen, wie ein reuiger Mörder fühlt? Ich brauche mir nur vorzustellen, wie alt er ist, welcher Art und welchen Ursprungs seine Tat, und ich fühle, was er fühlen muß. Also: der übrigens keineswegs neue Gedanke erschließt sich mir vom Erlebnis aus, daß nämlich der Richter, der Henker und der Gehenkte ihre Plätze* *wechseln und daß du aus Erinnerung früherer Leben alle in dir hast.«*[1]

In seinem Werk *»Mein Recht auf Leben«* schreibt der deutsche Philosoph *Heinrich Spitta* (1849 bis 1929): *»Zeiten folgen auf Zeiten, was bedeutet das? ... Da denke ich mir nun, daß ich nach meinem Tode werde wiedergeboren werden zu einem neuen irdischen Leben; meine Seele, der Innbegriff des Geistigen an mir, wird einen neuen irdischen Leib erhalten, den ich zu führen habe, bis auch er wieder aufgelöst wird in jene Bestandteile, von denen er genommen ist, und wiederum wird meine Seele einen neuen Leib empfangen, bis endlich, endlich alles erfüllt ist, was ich soll. [...] Ich werde nicht notwendig haben noch einmal zu betonen, daß es sich hier gar nicht um irgendeine wunderliche Metaphysik handelt, die ich auf verbotenen Umwegen einzuschmuggeln vorhabe, es handelt sich lediglich um einen vernünftigen Glauben, den ich mir zu eigen mache, weil er mir die kräftige Hilfe für die Durchführung meines sittlichen Lebens zu bieten scheint.«*[1]

Die Liste der Geistesgrößen der letzten zwei Jahrhunderte, die ihrer Überzeugung von der Reinkarnationslehre Ausdruck verliehen haben, könnte noch lange fortgesetzt werden. Im Anhang dieses Buches finden Sie noch ein paar weitere Zitate zu diesem Thema (☞ Anhang A.2, S. 138ff.).

2.4 An der Wende zum 20. Jahrhundert

Erst an der Wende zum 20. Jahrhundert war die Zeit reif, dass die Reinkarnations- und Karmaidee gedanklich klar und geisteswissenschaftlich exakt erfasst und zu einer umfassenden Lehre ausgebaut werden konnten.

Zunächst waren es insbesondere die Theosophen um *Helena Petrowna Blavatsky,* geb. *Hahn* (1831 bis 1891) und *Henry Steel Olcott* (1832 bis 1907), die darüber schrieben, sprachen und lehrten.

Vor rund 100 Jahren war es dann allen voran der große Geisteslehrer und Eingeweihte *Dr. Rudolf Steiner* (1861 bis 1925), der Begründer der *Anthroposophie*, der diese Weltentatsachen in einer äußerst umfassenden Weise erforschte und der Öffentlichkeit zugänglich machte. Allerdings war es genauso wie im Zeitalter des Idealismus, als erst wieder allmählich eine Ahnung von diesen Gesetzen aufkeimte, dass die Mehrheit der Menschen davon keine Kenntnis erhielt oder damit nichts anfangen konnte bzw. sie ablehnte.

2.5 Seit Mitte des 20. Jahrhunderts

So war es selbst in der Mitte des 20. Jahrhunderts immer noch so, dass die weitaus meisten Menschen in der europäisch-amerikanischen Welt mit den Begriffen »Reinkarnation« und »Karma« nichts verbinden konnten, falls sie diese überhaupt schon einmal gehört haben sollten.

Das änderte sich fast schlagartig Ende der 1960er, Anfang der 1970er Jahre, als die ersten von Esoterikern, Parapsychologen und medial veranlagten Zeitgenossen geschriebenen *populär-wissenschaftlichen* Bücher zu diesem Thema erschienen, die eine rasante Verbreitung fanden. Heute gibt es unzählige Werke, die diese Thematik aufgreifen und zum Teil in seriöser, zum Teil aber auch in populistischer oder sehr seichter Weise darstellen. Es dürfte heute in der zivilisierten Welt kaum noch einen Menschen geben, der nicht zumindest eine *grobe* Vorstellung davon hat, was man als »Reinkarnation« bezeichnet. In fast allen Bevölkerungsschichten ist die Wiederverkörperung zu einem Thema geworden, über das man seine persönliche Meinung gebildet hat. Es gibt heute überzeugte Anhänger und erbitterte Gegner dieser Lehre. Wie schon erwähnt ist es immer noch eine Minderheit, welche keinen Zweifel an der Lehre von den wiederholten Erdenleben hat. Allerdings kursieren unter ihnen teilweise sehr absurde Ideen wie etwa die, dass ein Mensch auch als Tier wiedergeboren werden könnte.

Dennoch ist es eine unbestreitbare Tatsache, dass heute ungleich mehr Menschen an ein wie auch immer geartetes Leben nach dem Tod als an die Reinkarnation glauben. Dass ein Mensch, der die Reinkarnation für eine Weltentatsache hält, auch von einem Leben nach dem Tod überzeugt ist, liegt auf der Hand. Es gibt aber unzählige Zeitgenossen, die glauben, dass der Mensch nach dem Tod weiterlebt, die aber die Reinkarnation für Wunschdenken, Märchen oder gar Schlimmeres halten.

So kann man heute als Begründung dafür, dass man sich doch etwas gönnen, dass man das Leben genießen solle, immer wieder den Satz hören: »Man lebt nur einmal!«

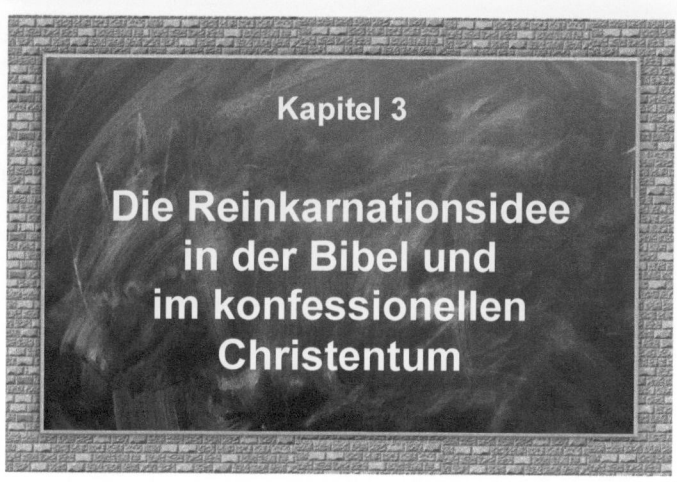

Kapitel 3

Die Reinkarnationsidee in der Bibel und im konfessionellen Christentum

> *Was sagen denn die Schriftgelehrten, Elia müsse zuvor kommen? Jesus antwortete: Doch ich sage euch: Es ist Elia schon gekommen, und sie haben ihn nicht erkannt, sondern haben an ihm getan, was sie wollten. So wird auch der Menschensohn durch sie zu leiden haben.*
>
> *Da verstanden die Jünger, daß er von Johannes dem Täufer zu ihnen geredet hatte.*
>
> Matthäus[1]

Auch heute wird die Reinkarnationslehre im konfessionellen Christentum nicht anerkannt. Die katholische Kirche bezeichnet sie explizit als Irrlehre, wie man in ihrem Katechismus nachlesen kann. Dort heißt es unmissverständlich: *»Wenn unser einmaliger irdischer Lebenslauf erfüllt ist, kehren wir nicht mehr zurück, um noch weitere Male auf der Erde zu leben. [...] Nach dem Tod gibt es keine Reinkarnation.«*[2]

Die Verfasser dieses Dogmas berufen sich dabei auf die Bibel, die nach ihrer Auffassung keine Hinweise auf die Reinkarnation enthielte. Seit Jahrhunderten wird den Menschen von den großen christlichen Kirchen – namentlich der katholischen – eingetrichtert, dass jeder Mensch nur *ein einziges Mal* den irdischen Schauplatz betritt. Diese Indoktrination war so erfolgreich, dass noch vor gut 50 Jahren kaum ein Mensch in der westlichen Welt auch nur auf die Idee gekommen wäre, dieses Dogma in Frage zu stellen.

3.1 Hinweise auf das Reinkarnationsgesetz in der Bibel

Wir wollen uns nun die Frage vorlegen, ob die Bibel wirklich keine Hinweise auf die Reinkarnation enthält.

Es ist durchaus richtig, dass es in der Bibel nur wenige Passagen gibt, die man als *eindeutigen* Hinweis auf die Reinkarnation betrachten kann. Es soll zunächst auf einen Vers des Alten Testaments hingewiesen werden, der zeigt, dass schon den alten Hebräern der Reinkarnationsgedanke nicht fremd gewesen war. Im letzten der Prophetenbücher heißt es: *»Siehe, ich will euch senden den Propheten Elia, ehe denn da komme der große und schreckliche Tag des Herrn.«*[3] Könnte das etwa nicht besagen, dass man die Vorstellung hatte, der Elias könne *wiedergeboren* werden?

Auch im Neuen Testament finden sich einige Stellen, die zeigen, dass den Zeitgenossen Jesu das Gesetz der Reinkarnation bekannt war. Gewiss war es in dieser Zeit nicht mehr dem gemeinen Volk bekannt, sondern nur bestimmten – vermutlich sogar eher wenigen – Menschen. Bei allen vier Evangelisten[4] können Sie nachlesen, dass Jesus von einigen für einen der alten Propheten, etwa für Elias oder Jeremias, gehalten wurde. Den damaligen Juden war natürlich klar, dass diese längst verstorben waren. Somit liegt auf der Hand, dass sie glaubten, Jesus wäre der *wiedergeborene* Elias oder Jeremias.

Dass einige Zeitgenossen Jesu die Reinkarnation offensichtlich für möglich gehalten oder sogar fest daran geglaubt haben, kann Jesus zweifelsohne nicht verborgen geblieben sein. Falls diese Lehre nicht der Wahrheit entspräche, hätte er dann nicht mit Nachdruck darauf verweisen müssen? Hätte er dann nicht deutlich gesagt, dass eine Wiederverkörperung keine Weltentatsache sei? Das tut Jesus aber nicht! Er weist ganz im Gegenteil zwei Mal auf das Gesetz der Reinkarnation hin, einmal sogar ganz deutlich und unmissverständlich.

Im 9. Kapitel des *Johannes-Evangeliums* wird eine Begebenheit geschildert, die auch wieder zeigt, dass die Gesetze der Reinkarnation und des Karmas vielen Juden zumindest bekannt waren. Es geht um die Heilung des Blindgeborenen. Seine Jünger fragen Jesus: *»Meister, wer hat gesündigt, dieser oder seine Eltern, daß er blind geboren ist?«*[5] Die Frage, ob seine Eltern gesündigt hätten, mag zunächst etwas sonderbar erscheinen. Es war allerdings in der Tat so, dass die Juden glaubten, die Nachkommen könnten für die Sünden ihrer Vorfahren bestraft werden. Somit ist die Frage, ob seine Eltern – in ihrem aktuellen Leben – gesündigt hätten, keineswegs unverständlich.

Was könnte es aber nun für einen Sinn haben, dass die Jünger fragen, ob der Blindgeborene *selbst* gesündigt hat, wenn sie es nicht für möglich gehalten hätten, dass dieser schon einmal verkörpert war? Wo hätte er, der ja blind *geboren* wurde, sündigen können, wenn nicht in einem früheren Leben? Aus Jesu Antwort geht dann klar hervor, dass dieses Schicksal *keine* Folge oder Strafe früherer Sünden darstellt: *»Weder dieser hat gesündigt noch seine Eltern, [...].«* Gegner der Reinkarnationslehre argumentieren, Jesus hätte damit eindeutig sagen wollen, dass es so etwas wie Reinkarnation und Karma nicht gäbe. Dieser Schluss ist aber nicht nachvollziehbar. Wenn Jesus sagt »Weder *dieser* hat gesündigt [...]«, räumt er doch wohl die Möglichkeit ein, dass das Schicksal seiner Blindheit eine Folge eines Fehlverhaltens in einem früheren Lebens sein *könnte*. Hätte Jesus klarstellen wollen, dass es keine Reinkarnation gäbe, so hätte er sinngemäß doch in etwa sagen müssen: »Wie, wo und wann könnte dieser gesündigt haben! Er wurde doch schon blind geboren!«

Im Evangelium nach *Matthäus*[6] finden wir eine weitere Passage, die man als recht *eindeutigen* Hinweis darauf auffassen kann, dass Jesus von der Wiederverkörperung sprach. Es geht um die sogenannte »Verklärungsszene«. Er nahm *Petrus, Jakobus* und *Johannes* mit auf einen ›hohen Berg‹. Es ist ja an mehreren Stellen der Evangelien – denken Sie etwa an die »Bergpredigt«, von der Matthäus in den Kapiteln 5 bis 7 berichtet – davon die Rede, dass Jesus »*auf einen (hohen) Berg stieg*«. Bei dieser Formulierung handelt es sich um einen technischen Ausdruck, der im Okkultismus früherer Zeiten durchaus gängig war. Damit ist gemeint, dass Jesus diejenigen, die er ›mit auf den Berg nahm‹, in besonders tiefe esoterische Weltengeheimnisse einweihte. Nachdem also Jesus mit den drei Jüngern auf ›den Berg gestiegen war‹, wurden die Jünger begnadet, mit ihren Seelenaugen gewaltige Imaginationen wahrzunehmen. Jesus wurde vor ihnen ›verklärt‹, das heißt er erschien in seiner wahren ›Geistgestalt‹; neben ihm erschienen Moses und Elias, ebenfalls in ihrer Geistgestalt. Es fand also eine Überwindung von Zeit und Raum statt. Später, nachdem diese Imaginationen vorüber waren, fragen die Jünger: »*Was sagen denn die Schriftgelehrten, Elia müsse zuvor kommen?*« Jesus antwortete: »*Doch ich sage euch: Es ist Elia schon gekommen, und sie haben ihn nicht erkannt, sondern haben an ihm getan, was sie wollten.*« Dann heißt es: »*Da verstanden die Jünger, daß er von Johannes dem Täufer zu ihnen geredet hatte.*«[1] Jesus sagt also in unmissverständlicher Deutlichkeit, dass Johannes der Täufer der wiedergeborene Elias ist! »**In ein Mysterium sind wir geführt. Drei Jünger hat der Christus nur für würdig gehalten, dieses Mysterium zu erfahren. Und welches ist dieses Mysterium? Mitgeteilt hat er, daß der Johannes der reinkarnierte Elias ist. Die Wiederverkörperung wurde zu allen Zeiten gelehrt innerhalb der Mysterientempel. Und keine andere als diese okkulte theosophische Lehre hat der Christus seinen vertrauten Jüngern mitgeteilt.**«[7]

Das ist wohl die einzige Bibelstelle, bei der man schon übel herumdeuteln müsste, um sie nicht als klaren Beleg dafür aufzufassen, dass der Täufer der wiedergeborene Elias war und dass somit die Reinkarnation eine Weltentatsache ist.

Wir werden in Kapitel 6 (☞ S. 118ff.) noch auf eine Passage im Neuen Testament aufmerksam machen, in der Jesus auf das Karmagesetz hinweist, ohne das die wiederholten Erdenleben gar keinen Sinn ergäben.

3.2 Das notwendige Vergessen der Reinkarnation

Nun könnte man aber fragen, warum Jesus Christus diese Lehre nicht *verbreitete*, damit *jeder* ihre Gültigkeit einsehen konnte.

Wenn Sie die Reden und auch die Gleichnisse Jesu, von denen die Evangelien berichten, heranziehen, werden Sie feststellen, dass Jesus bei seinen Reden sehr stark in Abhängigkeit von seinen Zuhörern differenzierte. Er sprach über sehr viel intimere Wahrheiten, wenn er im Kreise seiner Jünger war, bei denen er davon ausgehen konnte, dass diese sie verstehen und vertragen konnten. Vieles von dem, was er nur seinen Jüngern, also seinen esoterischen Schülern, anvertraute, hätte das Volk nicht nur nicht verstehen können, sondern es wäre möglicherweise sogar schädlich für die meisten Menschen gewesen. Es ist geradezu ein okkultes Gesetz, dass bestimmte geistige Wahrheiten nur einigen, dazu besonders vorbereiteten Menschen mitgeteilt werden dürfen. Solche Wahrheiten dürfen der großen Masse der Menschheit erst sehr viel später offenbart werden, wenn sie die dazu nötige Reife erworben hat.

Die Wahrheit, dass Johannes der Täufer der wiedergeborene Elias ist, verkündet Jesus nicht einmal *allen* seiner Jünger, sondern nur den Dreien, die er wohl als einzige für hinreichend reif und würdig hielt, diese Erkenntnis fassen und vertragen zu können. Er weist sie ausdrücklich an, darüber vorerst mit keinem anderen zu reden. Er verbietet ihnen geradezu, diese Lehre zu verbreiten. In seinen Abschiedsreden sagt Jesus ganz deutlich, dass es noch vieles gäbe, was er seinen Jüngern sagen könnte, dass sie dieses jetzt aber noch nicht ertragen könnten.[8] Dazu gehörte auch das Reinkarnationsgesetz.

Wenn man das so weit annehmen kann, stellt sich die Frage, warum die drei Jünger Stillschweigen bewahren sollten. Inwieweit hätte die Reinkarnationslehre für die Masse der damaligen Menschen – ja womöglich sogar für die übrigen Jünger – schädlich sein können? Nun, es hätte die große Gefahr bestanden, dass die Menschen ihr Erdenleben nicht wichtig genug genommen hätten. Für die alten Ägypter war das Gesetz der Reinkarnation noch eine absolute Selbstverständlichkeit. So waren selbst die Sklaven davon überzeugt, wiedergeboren zu werden. Sie mussten beispielsweise beim Bau der Pyramiden Mühen auf sich nehmen, die für einen heutigen Menschen ganz unvorstellbar sind. So hatten sie die Hoffnung, in einem ihrer späteren Leben angenehmere Bedingungen vorfinden oder sogar selbst einmal Herrscher sein zu können. Diese Überzeugung ließ sie alle Mühen und Plagen ertragen.[9] Darum war ihnen dieses eine Leben nicht so wichtig. Hätten die Jünger also die Lehre verbreitet, so hätte die Gefahr bestanden, dass die Menschen sich vielleicht gesagt hätten, warum sollen wir dieses oder jenes erstreben, wenn wir dazu noch in vielen weiteren Leben Zeit haben.

Jedes einzelne Erdenleben ist aber von unschätzbarem Wert! Zum einen kann man in keiner anderen Sphäre die Erfahrungen machen, die man auf der Erde machen kann. Andererseits kann man das in einem Leben Versäumte nicht so ohne Weiteres in einem nächsten nachholen. *Jedes* Leben stellt etwas Einzigartiges dar. Aus diesem Grund durfte die Lehre von den wiederholten Erdenleben für lange Zeit nicht mehr zu den Menschen dringen. Die Menschen sollten sich ganz auf dieses *vermeintlich* einzige Leben konzentrieren. Sie sollten die Wichtigkeit dieses einen Lebens schätzen lernen. Daher war es auch gut, dass die Kirche im 6. Jahrhundert diese Lehre entschieden ablehnte, wenngleich sie dafür wohl andere Motive hatte. Wenn man nach den anderen möglichen Motiven forscht, so ist nicht zu übersehen, dass die katholische Kirche immer bestrebt war und vermutlich sogar noch ist, ihre Gläubigen auf der ›Kindheitsstufe‹ zu halten. Über Kinder lässt sich bekanntlich leichter Macht ausüben. Sie kennen vielleicht den alten Aphorismus, der sehr schön zeigt, was die Intention der Kirche über viele Jahrhunderte war: Der Pfaffe sprach zum König: »*Halte du sie arm – ich halte sie dumm!*«

Mit der Zeitenwende vor 2.000 Jahren brach also eine Zeit an, ab der die Menschen – zumindest die große Masse der Menschen – für viele Jahrhunderte die Reinkarnationslehre vergessen mussten. Jeder Mensch sollte in dieser Zeitspanne *wenigstens* ein Erdenleben durchlaufen, in dem er nichts von den wiederholten Erdenleben wissen durfte. Er sollte glauben, dass seine irdische Existenz mit diesem einen Leben erschöpft sei. Er sollte sich klar machen, dass eine ganze Ewigkeit davon abhängt, was in diesem einen Leben geschieht, was er da leistet und wie er sich verhält. Dieses vermeintlich einzige Leben sollte also als äußerst wichtig und entscheidend angesehen werden.

Dazu diente nicht zuletzt die große Mission des Weines, also des Alkohols. Dieser musste zu dem Zweck in die Welt kommen, dass die Menschen die Reinkarnation regelrecht vergaßen, dass sie sich ihr gedanklich und gefühlsmäßig nicht nähern konnten. »**Damit der Mensch sich dachte, die eine Inkarnation sei die einzige, dazu war notwendig, daß etwas das Gehirn [...] von der Erkenntnis der Reinkarnation abschnitt. Dazu wurde den Menschen der Wein gegeben. Früher war bei allem Tempelkultus nur das Wasser gebraucht worden. Dann wurde der Gebrauch des Weines eingeführt, und sogar ein göttliches Wesen, Bacchus, Dionysos, war der Repräsentant des Weines. Der tiefsteingeweihte Jünger, Johannes, enthüllt in seinem Evangelium, was der Wein für die innere Entwickelung bedeutet. Bei der Hochzeit von Kana in Galiläa wird das Wasser in Wein verwandelt. Durch den Wein wurde der Mensch so zubereitet, daß er die Reinkarnation nicht mehr verstand. Damals wurde das Opferwasser in Wein verwandelt, und wir sind jetzt wieder dabei, den Wein in Wasser zu verwandeln.**«[10]

Die Mission des Alkohols ist *heute* längst erfüllt. Der Alkoholgenuss verhindert, dass ein Mensch zu *eigenen* geistigen Schauungen, Erfahrungen und Erkenntnissen gelangen kann. Insbesondere ein Geistesschüler, also ein Mensch, der sich auf einen spirituellen Schulungsweg begeben hat, der dazu führen kann, dass ihm eines Tages die »geistigen Wahrnehmungsorgane« geöffnet werden, die ihm erlauben, selbst in geistige Welten schauen zu können, muss sich jedes Tropfens Alkohol enthalten.

Also, die Zeiten, dass ein Mensch nicht von den wiederholten Erdenleben wissen darf, sind heute vorbei! Jeder von uns hat diese eine notwendige Inkarnation hinter sich, in der er nichts von den wiederholten Erdenleben erfahren durfte. In unserem materialistischen und geistlosen Zeitalter ist es notwendig, dass die Menschen wieder zu geistigen Erkenntnissen kommen. Dazu gehören insbesondere auch die Lehren über Reinkarnation und Karma, ohne die man kaum eine Weltentatsache im rechten Licht sehen kann. Die Gefahr, dass heute noch jemand sein Erdenleben nicht wichtig nimmt, sofern er die Reinkarnationslehre *richtig* versteht, kann wohl als sehr gering eingestuft werden.

3.3 Die Crux des konfessionellen Christentums

Es ist geradezu ein Drama, dass die großen christlichen Kirchen bzw. das *konfessionelle* Christentum diese Lehren immer noch verdammen. Im Beginn des Christentums war es noch ganz gut, dass die Kirche nicht von Reinkarnation und Karma sprach. Die Lehre von der Reinkarnation wäre in dieser Zeit nicht das Richtige gewesen. Seit über 100 Jahren ist aber die Zeit vorbei, dass die Menschheit nicht von dem Reinkarnationsgesetz wissen darf. Es ist im Gegenteil sogar von eminenter Bedeutung, dass die Menschen heute von diesen Weltentatsachen erfahren und dass sie diese verinnerlichen.

Rudolf Steiner wies explizit darauf hin, dass es schon in naher Zukunft für alle Menschen notwendig werde, sich an ihre letzte Inkarnation, also an ihr vorausgegangenes Erdenleben, zu erinnern. Das heißt, wenn wir das nächste Mal auf die Erde kommen, sollten wir in der Lage sein, uns an unsere derzeitige Inkarnation zu erinnern. Wer das dann nicht vermag, wird mit dem Leben nicht zurechtkommen. Er wird sich nicht recht orientieren und vieles nicht verstehen können. Die Fähigkeit, sich an frühere Leben erinnern zu können, muss in der Zukunft wieder zu einem allgemeinen Menschheitsgut werden.

Heute gibt es schon etliche Menschen, denen hin und wieder ganz spontan *Erinnerungsfetzten* an eines ihrer letzten Erdenleben aufblitzen, wie das etwa bei den sogenannten *»Déjà-vu-Erlebnissen«* der Fall sein kann. Allerdings gibt es in der Gegenwart nur verschwindend wenige Menschen, die sich ganz *bewusst* und *klar* an ihre letzte Inkarnation zu erinnern vermögen, etwa so wie sie sich an ihre Erlebnisse aus der Kindheit und Jugend erinnern können.

Nun kann man sich fragen, was wir heute dafür tun müssen, damit es uns in unserem nächsten Erdenleben gelingen kann, uns an das gegenwärtige zu erinnern. Betrachten wir dazu zunächst ein einfaches Beispiel: Wenn wir abends vor dem Schlafengehen unsere Brille oder unsere Uhr gedankenlos irgendwo ablegen, so kann es am nächsten Morgen passieren, dass wir diese Dinge suchen müssen, weil wir uns nicht erinnern können, wohin wir sie gelegt haben. Hätten wir sie aber mit dem notwendigen *Bewusstsein* beispielsweise auf eine Kommode oder ein Tischchen gelegt, so würden wir uns sofort erinnern und müssten sie nicht suchen. Überhaupt ist es doch so, dass wir Tag für Tag unzählige Dinge tun oder wahrnehmen, an die wir uns am folgenden Tag nicht mehr erinnern können. Wir können es deshalb nicht, weil wir sie uns nicht bewusst gemacht haben, weil wir sie nicht mit unserem Denken beleuchtet haben. Übertragen auf unser Thema heißt das: Wir müssen uns immer wieder einmal klar machen, dass wir einen *»geistig-seelischen Wesenskern«* (☞ Kapitel 4) in uns tragen, dem es vorbestimmt ist, ewig zu existieren. Wir müssen uns immer wieder einmal bewusst machen, dass wir bei unserer Geburt bzw.

bei der Empfängnis aus einer geistigen Welt ins Erdendasein hinabgestiegen sind und dass wir uns in der Zukunft, nachdem wir nach unserem Tod für lange Zeit wieder in der geistigen Welt gewesen sein werden, erneut verkörpern werden. Wir müssen uns im derzeitigen Leben mit der Reinkarnations- und Karmalehre beschäftigen. Wir müssen sie, zumindest bis zu einem gewissen Grad – wie es eben unserem Vermögen entspricht –, in unser Bewusstsein aufnehmen und verinnerlichen. Dann werden wir uns im nächsten Leben daran erinnern und unseren inkarnationsübergreifenden Faden *bewusst* aufnehmen und weiterspinnen können.

Die Tatsache, dass die Kirchen die überaus wichtigen Gesetze der Reinkarnation und des Karmas völlig ignorieren und ihren Gläubigen vorenthalten, ist eine regelrechte Crux, zumal es nach wie vor viele Menschen gibt, die ganz den Lehren ihrer Kirche und den Worten ihrer Vertreter vertrauen und nicht über den Tellerrand ihrer Konfession hinausblicken. Zum einen entziehen die Kirchen ihren Gläubigen damit die Möglichkeit, sich in ihrer nächsten Inkarnation an die gegenwärtige zu erinnern, was – wie erwähnt – große Probleme nach sich zieht. Zum anderen *muss* es sich bei vielem, was im konfessionellen Christentum über das Leben des Menschen gelehrt wird, zwangsläufig um Unwahrheiten oder bestenfalls Halbwahrheiten handeln, wenn sie von der falschen Voraussetzung ausgehen, dass jeder Mensch nur ein einziges Leben zu durchlaufen hätte. Schließlich können falsche Voraussetzungen niemals zu richtigen Schlüssen führen!

Werfen wir einen Blick auf diese un- oder bestenfalls halbwahren Lehren.
Freilich gehen die Kirchen davon aus, dass jedem Menschen ein *ewiges* Leben verheißen ist. Wenn man von den eher wenigen Menschen absieht, die durch ein äußerst mühseliges und verdrießliches Leben oder durch schlimme Schicksalsschläge derart verzweifelt sind, dass sie sich nichts anderes als ihre ›ewige Ruhe‹ wünschen, so möchte doch wohl jeder, dass seine Existenz nicht durch den Tod beendet wird, sondern dass sie in einer anderen

Form nach dem Tod weitergeführt werden kann. Dieser Wunsch entspringt doch dem ganz ›natürlichen‹ Egoismus. Der Gedanke der *Unsterblichkeit* ist wohl den weitaus meisten sympathisch. Die Möglichkeit, dass sie aber schon einmal auf der Erde gelebt haben könnten, interessiert viele gar nicht. Dieser Gedanke ist nicht sonderlich anziehend. Vielleicht sagt man sich, das sei ohnehin vorbei und habe keine Auswirkungen mehr auf das heutige und das zukünftige Leben. Dass sich im Bewusstsein der meisten Menschen ein »ewiges« Leben nur in *eine* Richtung auszudehnen scheint, sieht man daran, dass es zwar den Begriff »Unsterblichkeit«, nicht aber einen Begriff »Ungeborensein« oder »Ungeborenheit« gibt.

Über das, was die menschliche Existenz *vor* der Geburt bzw. Empfängnis betrifft, haben die Kirchen nichts auszusagen. Sie schneiden gewissermaßen den Lebensfaden des Menschen in die Vergangenheit zurück ab, indem sie die Präexistenz der menschlichen Seele verleugnen. Wenn es also um die Entstehung des Menschenwesens geht, müssen sie zu einer ›Krücke‹ greifen. Diese Krücke ist ihr Dogma, dass jede Seele bei der elterlichen Zeugung durch Gott aus dem ›Nichts‹ heraus geschaffen würde.

Wie schaut es mit dem aus, was im konfessionellen Christentum über das nachtodliche Leben des Menschen gelehrt wird? Es ist unvermeidlich, dass jemand, der die Reinkarnation bestreitet, über das Leben des Menschen nach seinem Tod höchstens sehr vage und halbwahre Aussagen treffen kann. Sie können sich leicht vorstellen, dass auch das Leben des Menschen *nach dem Tod* völlig anders verlaufen würde, je nachdem anschließend weitere Inkarnationen folgen oder ob sein Erdenleben das erste und letzte, also einzige wäre.

Im Anfang unserer Zeitrechnung, als es noch gut war, nicht über die Reinkarnation zu lehren, musste die Kirche sich also ihre Nachtodlehren regelrecht aus den Fingern saugen. Sie kennen sicher die drei Wege, die ein Mensch nach seinem Tod aus Sicht der Kirchen – insbesondere der katholischen – nehmen kann:

Die abgrundtief bösen Menschen kommen für alle Zeiten in einen finsteren Bereich, den man »*Hölle*« nennt. Die – vermutlich wenigen – besonders guten Menschen kommen schnurstracks in den »*Himmel*«. Die wohl meisten müssen zunächst geraume Zeit in das sogenannte »*Fegefeuer*«, wo sie auch Qualen erleiden müssen. Allerdings dauert der Aufenthalt in dieser Sphäre nicht ewig. Die Menschen haben noch die Chance, sich für den Himmel zu ›qualifizieren‹.

Die Lehre von der Hölle – so unsinnig sie auch ist – kann man dennoch in gewisser Weise nachvollziehen. Da die Kirchenvertreter davon ausgingen oder ausgehen mussten, dass es keine weiteren Erdenleben, in denen dieser Mensch sich hätte bessern und vervollkommnen können, gäbe, brauchten sie eine weitere ›Krücke‹. Diese Krücke ist die Hölle, in welche die Seelen dieser bösen Menschen geworfen werden und bis in alle Ewigkeiten qualvolle Leiden ertragen müssen. Freilich nutzte die Kirche früher dieses Konstrukt, um den Gläubigen zu drohen. So wurde ihnen suggeriert, sie könnten ihr Seelenheil erkaufen, wenn sie sich streng an die Kirchengebote hielten und der Kirche viel spendeten. Hinzu kamen die absurden Ablasspraktiken, die auch heute noch nicht zur Gänze überwunden sind.

Auch über das Leben, das ein guter Mensch, der in den Himmel bzw. in die Geisteswelt kommt, führt, kann man im Grunde nicht viel Stimmiges aussagen, wenn man von der Annahme ausgeht, dass die Seelen nicht wiedergeboren werden. Folglich muss man es so darstellen, wie wenn die Seelen dort *ewige* Freuden und Seligkeit erleben würden.

Einigermaßen stimmig sind hingegen die Lehren der katholischen Kirche über das Fegefeuer. Es ist in der Tat richtig, dass fast alle Menschen nach ihrem Tod für längere Zeit in eine Sphäre kommen, in der es insbesondere darum geht, alle Begierden, Triebe und Wünsche, die nur im Erdensein befriedigt werden können und die in der Himmelswelt keine Berechtigung haben, zu überwinden.

Besonders ein Mensch, der sehr an niederen sinnlichen Genüssen und Freuden hing, wird in dieser Sphäre, die im Okkultismus »*Kamaloka*«, was mit »Ort der Begierden« oder »Ort des Verlangens« übersetzt werden kann, genannt wird, für einige Zeit verweilen müssen, bis er die Reife für die Geisteswelt hat.

Der Begriff »*Purgatorium*«, den die katholische Kirche heute an die Stelle des Begriffes »Fegefeuer« setzt, hat sicherlich insofern seine Berechtigung, als es hier ja um einen Prozess der Reinigung und Läuterung geht. Er verniedlicht aber die Leiden, die auf die eine oder andere Seele zukommen können.

Nun ergibt sich für diejenigen Menschen, die in ihren Gedanken nur das bewegen, was die Kirchen lehren, ein weiteres großes Problem. Es ist nämlich so, dass man nach dem Tod in einer Sphäre lebt, die mit nichts vergleichbar ist, was man aus dem Erdenleben kennt. Alles ist so völlig, so überraschend anders. Jemand, der sich zu Lebzeiten nicht zumindest gewisse *richtige* Vorstellungen über das Leben in der nachtodlichen Welt erworben hat, wird lange Zeit vieles von dem, was dann auf ihn zukommt, nicht verstehen und nicht einordnen können, was zu einer gewaltigen Verunsicherung und zu quälenden Ängsten führen kann.

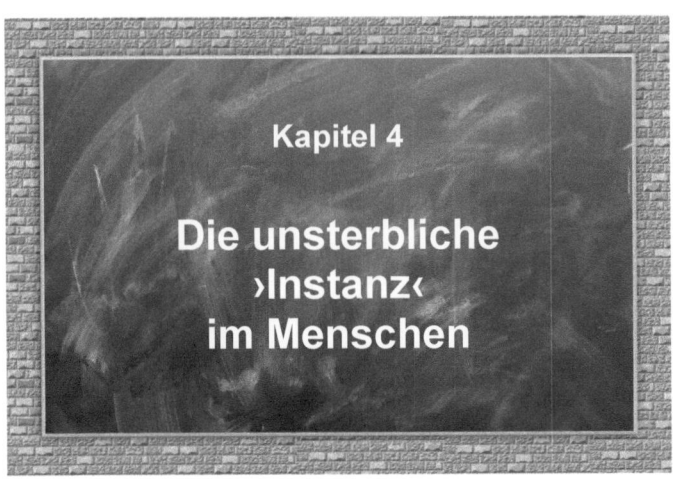

Kapitel 4

Die unsterbliche ›Instanz‹ im Menschen

> *Das empfindende, denkende und wollende Wesen in uns,*
> *was wir Menschen, sobald wir zum Bewusstsein unserer*
> *selbst gelangen, mit dem Worte **Ich** bezeichnen,*
> *das Ich ist seiner Natur nach unkörperlich,*
> *folglich unaufhörlich und unvergänglich und*
> *wird auch durch die Trennung vom Leibe, seinem*
> *vormaligen sichtbaren Repräsentanten und*
> *Lebensgehilfen in der Sinnenwelt,*
> *in seiner eigenen Art zu leben und zu sein,*
> *nicht unterbrochen.*
>
> **Christoph Martin Wieland**[1]

Viele Menschen, die an der Reinkarnationsidee und vielleicht sogar an der nachtodlichen Existenz des Menschen zweifeln, stellen sich die absolut berechtigte Frage: Was am oder im Menschen ist unsterblich? Welche ›Instanz‹ im Menschen ist es, die den Tod überdauert und durch die wiederholten Erdenleben schreitet?

Etliche Zeitgenossen sind mittlerweile der materialistischen Ideologie anheimgefallen, dass sie ihr Wesen ganz mit ihrem Körper, ihrem physischen Leib, identifizieren, den sie als ihr einziges ›Wesensglied‹ betrachten. Diesen Leib haben die Wissenschaftler bis zu einem hohen Grad erforscht. Seine Funktionen können sie weitgehend erklären, wenngleich auch hier der alte Satz gilt: »Das Wissen von heute ist der Irrtum von Morgen!« Auch diejenigen geistig-seelischen Tätigkeiten des Menschen, die derzeit noch nicht hinreichend erklärt werden können, glaubt man, früher oder später auf heute noch nicht bekannte physiologische Wirkfaktoren und Funktionen zurückführen zu können. Im Zweifelsfall müssen das Gehirn oder das Nervensystem herhalten, wenn es darum geht, die Urheber und die Auslöser für solche Tätigkeiten zu suchen.

Wie jeder weiß, ist dieser Leib sterblich. Nach dem Tode löst er sich durch Verbrennung oder Verwesung wieder in diejenigen chemischen Bestandteile auf, aus denen er gebildet wurde. Ein Materialist, der ja der Auffassung ist, dass sich das menschliche Wesen mit seinem physischen Leib erschöpft, denkt somit absolut folgerichtig! Wenn der stofflich-mineralische Leib alles *wäre*, was den Menschen ausmacht, wenn er sein *einziges* Wesensglied *wäre*, dann wäre es ein Unsinn, von einem Leben nach dem Tod oder gar von Reinkarnation zu sprechen, da dieser Leib nach dem Tode verwest und letztlich ganz verschwindet! Aber wie wir im Folgenden sehen werden, ist die Annahme, dass das menschliche Wesen mit seinem physischen Leib erschöpft sei, ein gewaltiger Irrtum!

Vom ›wahren‹ Menschen kennt man nur sehr wenig, wenn man ausschließlich seinen physischen Leib seziert und erforscht, wie das die Wissenschaftler machen. Um verstehen zu können, *was* am Menschen unsterblich ist, also den Tod überdauert und durch die vielen Erdenleben schreitet, müssen wir wissen, was den Menschen in seiner *gesamten Wesenheit* wirklich ausmacht. Wir müssen einen *kurzen* Blick auf die »Wesensglieder«[2] des Menschen werfen (☞ auch Anhang A.1, Tabelle 1, S. 132ff.).

Jeder Mensch besitzt über seinen physischen Leib hinaus noch weitere, höhere Wesensglieder, die sich nur der Anschauung eines mit Hellsichtigkeit begabten Menschen zeigen.

Die menschlichen Wesensglieder und ihre Funktionen, die wir im Folgenden kurz erläutern wollen, waren den Weisen aller früheren Epochen bis zurück in die urindische Kultur vor gut 8.000 Jahren bekannt. Natürlich wurden den Wesensgliedern damals andere Namen gegeben. Wir wollen uns hier an die Bezeichnungen halten, die in der anthroposophisch orientierten Geisteswissenschaft Rudolf Steiners verwandt werden.

Zunächst einmal besitzt der Mensch neben seinem physischen Leib einen *»Ätherleib«*, den man auch *»Lebensleib«* nennt. Der Ätherleib ist das unterste übersinnliche Wesensglied.

Beim heutigen erwachsenen Menschen hat der Ätherleib etwa die gleiche Form wie der physische Leib, den er allerdings an allen Seiten ein wenig überragt. Dem Blick eines Hellsehers stellt sich der menschliche Ätherleib als innerlich leuchtendes, durchscheinendes, aber nicht ganz durchsichtiges *Kraftgebilde* dar. Der ätherische Leib ist ähnlich organisiert wie der physische, nur sehr viel komplizierter. Er ist nicht nur mit feinen Äderchen und Strömungen durchzogen, sondern er hat auch Organe, ein *»Ätherherz«*, ein *»Äthergehirn«* usw.

Der Ätherleib ist gewissermaßen der ›Aufbauer‹ oder der ›Architekt‹ des physischen Leibes, der sich aus dem ätherischen herauskristallisiert. Der physische Mensch ist nach Maßgabe seines Ätherleibes gebildet. Auch der menschliche Ätherleib ist wie der physische Leib bis zu einem gewissen Grad den Gesetzen der Vererbung unterworfen. Nur solange dieser Ätherleib mit dem physischen Leib verbunden ist, kann in letzterem *Leben* sein.

Dieser übersinnliche Leib ist der Träger der Wachstums- und Fortpflanzungskräfte, aber auch des Gedächtnisses, der Temperamente und der Gewohnheiten.

Es ist ja nicht verwunderlich, dass unsere Wissenschaft so verhältnismäßig wenig über das Gedächtnis weiß, da sie ja seinen Sitz im *physischen* Gehirn sucht. Dieses Gehirn ist in der *physischen* Welt aber nur vonnöten, damit etwas Erinnertes, also aus dem ätherischen Gehirn Heraufgeholtes, zum Bewusstseinsinhalt werden kann. Das physische Gehirn ist nicht mehr, aber auch nicht weniger als ein Werkzeug bzw. ein ›Spiegelungsapparat‹. Zu Lebzeiten wird der ätherische Leib mit seinen Gedächtniskräften sehr stark vom physischen Leib eingeschränkt. Um etwas Erinnertes freigeben zu können, ist er auf die vermittelnden Dienste des physischen Organismus angewiesen.

Der Ätherleib bleibt im Erdenleben immer, auch im Schlafe, mit dem physischen Leib verbunden. Erst im Augenblick des Todes trennt er sich endgültig von diesem ab. Dann ist er auch frei von dem starren physischen Gehirn, das ihn nun nicht mehr einschränken kann. Dadurch werden sämtliche Erinnerungen an das abgelegte Erdenleben frei. Über einen Zeitraum von etwa drei Tagen kommt es dann für den Verstorbenen zu einem grandiosen Erlebnis: Er sieht wie in einem gewaltigen Panorama alle Bilder seines verflossenen Lebens. Dieser Lebensrückblick kann bereits dann zustande kommen, wenn sich nur ein Teil des ätherischen Leibes löst, wie das etwa bei Menschen der Fall sein kann, die schon ganz nah an der Schwelle des Todes stehen. So ist auch zu erklären, dass viele Sterbende kurz vor ihrem Tod zahlreiche Bilder ihres Lebens wahrnehmen können. Hierbei tauchen häufig auch Erinnerungen auf, die sie in normalem Bewusstseinszustand nicht abrufen könnten. Auch viele Menschen, die Nahtod-Erfahrungen hatten, berichten von dieser höchst eindrücklichen Lebensrückschau.

Vor vielen Jahrtausenden war bei den Menschen noch ein gewisser Teil des Ätherkopfes außerhalb des physischen Kopfes. Das war ein ganz wesentlicher Grund dafür, dass sie damals eine *natürliche* Hellsichtigkeit besaßen.

Wenige Tage nach dem Tod wird der weitaus größte Teil des ätherischen Leibes in den Kosmos einverwoben. Nur einen kleinen Teil nimmt der Mensch als unvergängliche Essenz auf seinen weiteren nachtodlichen Weg mit.

Einen Ätherleib besitzen nicht nur Menschen, sondern alle *Lebewesen*, also auch Pflanzen und Tiere.

Menschen und Tiere haben über den physischen und ätherischen Leib hinaus noch ein weiteres immaterielles Wesensglied, das die ätherische Hülle umschließt: den sogenannten *»Astralleib«*.

Innerhalb dieses Leibes erscheint das *Eigenleben* des Menschen. Es drückt sich dadurch aus, dass dieser Lust oder Unlust, Freude oder Schmerz usw. erlebt.

Der Astralleib ist der Träger von Gefühlen, Begierden, Trieben, Wünschen, Leidenschaften und dergleichen. Durch ihn werden Sympathien und Antipathien erregt. Die Fähigkeit, solche Empfindungen zu erleben, teilt der Mensch nur mit den Tieren, die auch einen solchen übersinnlichen Leib besitzen. Auch hier ist es natürlich wieder so, dass der Mensch, solange er auf der Erde verkörpert ist, des Nervensystems bedarf, damit sich etwa die Schmerzen kundtun können.

Der Astralleib ist auch der Träger des sogenannten Unterbewusstseins, das man auch »*astralisches Bewusstsein*« nennt. Dieses ist ungleich weiser als unser Tages- oder Oberbewusstsein.

Dem hellsichtigen Menschen zeigt sich das Bild des Astralleibes als eine Art ›*Lichtwolke*‹, die sogenannte »*Aura*«, die den physischen und ätherischen Leib umhüllt und den Kopf etwa um zwei bis drei Kopflängen überragt. Diese eiförmige Aura glänzt in den unterschiedlichsten Farben, je nach den jeweiligen Begierden, Trieben usw. Der Astralleib löst sich im Schlafe aus seiner Organisation mit den beiden übrigen Leibern. Dann gehört es unter anderem zu seinen Aufgaben, den physischen Leib zu erfrischen und Abnutzungserscheinungen auszugleichen. Der Mensch verliert nach dem Tod seinen Astralleib zunächst nicht. Im Kamaloka muss er sich seiner niedrigen Begierden und Triebe entwöhnen, er muss sich läutern, um später die Anwartschaft für die geistige Welt gewinnen zu können.

Der Verstorbene legt im Durchschnitt erst einige Jahrzehnte, nachdem er durch die Pforte des Todes gegangen ist, den größten Teil seines astralischen Leibes ab. Nur einen eher kleinen Extrakt nimmt er als Frucht seines Lebens mit auf seinen weiteren Weg durch die höheren Welten.

Die Frage, was vom Menschen unsterblich ist und durch die vielen Erdenleben schreitet, steht immer noch im Raum. Der physische Leib löst sich nach dem Tod völlig in der Erdenwelt auf, und von den beiden anderen Leibern nimmt der Mensch nur einen gewissen Teil als unvergängliche Essenz mit auf seinen weiteren Weg. Hätte der Mensch nur *diese drei* Wesensglieder, so wäre es immer noch unsinnig, wenn man sagen würde, dass er unsterblich sei und ewig existiere.

Nun besitzt aber der Mensch in der Tat noch ein viertes Wesensglied, das ihn weit über das Tierreich erhebt: Das *»Ich«* bzw. den *»Ich-Leib«*. Hätte der Mensch nicht dieses Ich, so hätten die ›Jünger‹ *Darwins* recht; dann wäre der Mensch nur ein hochentwickelter Affe.

Dieses Wesensglied, das sich einem Hellseher als bläuliche Hohlkugel im Stirnbereich zwischen den Augen zeigt, ist genau wie der Astralleib ein Bewusstseinsträger. Dieses an das Ich gekoppelte Bewusstsein, das *»Ich-Bewusstsein«*, leuchtet im Erdendasein eines Menschen etwa im dritten Lebensjahr erstmals auf. Ab diesem Zeitpunkt kann sich ein Kind seelisch als ein »Ich« bezeichnen. Es wird fähig, dieses Wort richtig zu verwenden. Es wird dann nicht mehr sagen »Maxi möchte einen Keks«, sondern »Ich möchte einen Keks«. Die übliche Erinnerung, die ein Mensch in seinem *Erdenleben* hat, reicht höchstens bis zu diesem Ereignis zurück.

Das Ich ermöglicht es dem Menschen, sich als eigenständiges und seiner selbst bewusstes Wesen erkennen und von seiner Umgebung abgrenzen zu können. Jeder Mensch kann sich selbst als ein *»Ich bin«* wahrnehmen. Das Ich, das man auch als *»Selbst«* bezeichnen könnte, erlaubt ihm, sich über seine bloßen Gefühle und Triebe hinaus selbst zu bestimmen. Dadurch kann er dazu kommen, ordnende Begriffe und Gedanken zu bilden. Das Ich macht es dem Menschen möglich, aus eigenem Antrieb heraus tätig zu werden und moralischen Idealen nachzustreben, anstatt nur blind seinen Trieben zu folgen.

Nicht einmal ein krasser Materialist kann leugnen, dass es im Menschen eine ›Instanz‹ gibt, die über diejenigen Fähigkeiten verfügt, die wir dem Ich zuschreiben müssen. Allerdings wird er heftig bestreiten, dass es sich dabei um etwas Eigenständiges, Immaterielles handele. Vielmehr wird er diese Fähigkeiten auf irgendwelche Gehirnfunktionen zurückführen. Wenn ein solcher ehrlich und konsequent wäre, dürfte er aber auch nicht sagen: »*Ich* denke.« Stattdessen müsste er eigentlich sagen: »*Mein Gehirn* denkt.«

Der Mensch ist also, wenn er auf der Erde wandelt, ein *viergliedriges* Wesen, das aus physischem Leib, Ätherleib, Astralleib und Ich besteht.

Dieses Ich ist der *geistig-seelische Wesenskern* des Menschen, das man grob vereinfacht auch als *Seele* oder *Seelenkern* bezeichnen könnte. Das Ich ist unsterblich und unvergänglich. Nach dem Tod ist es das einzige *ureigene* Wesensglied, das dem Menschen *vollständig* erhalten bleibt. Das Ich geht durch die vielen Erdenleben, die der Mensch im Zuge seiner geistig-seelischen Evolution (☞ Kapitel 5, S. 60ff.) durchzumachen hat (☞ auch Anhang A.1, Tabelle 1, S. 132ff.).

Die *eigentliche* Geburt des Ichs erfolgte auf Erden erst durch Christi Opfergang, als er durch das Mysterium von Golgatha ging. Somit ist das Ich das jüngste Wesensglied des Menschen. Erst seit dieser Zeit kann in *jedem* Menschen sein individuelles Ich aufleuchten. Erst dadurch kann der Mensch *Mensch* werden und zur wirklichen Freiheit gelangen. Dass es mit diesem Ich etwas ganz Besonderes auf sich hat, kann man sich schon anhand einfacher Betrachtungen klarmachen: Mit diesem Wort kann jeder Mensch nur sich *selbst* benennen bzw. ansprechen. Kein Mensch kann einen anderen mit diesem Namen anreden. Das Wort »ICH« der deutschen Sprache stellt in monumentalen Lettern die Initialen des Gottessohnes dar: *I*esus *CH*ristus. Immer wenn wir »ich« sagen, sprechen wir die Anfangsbuchstaben des großen »ICH-BIN« aus.

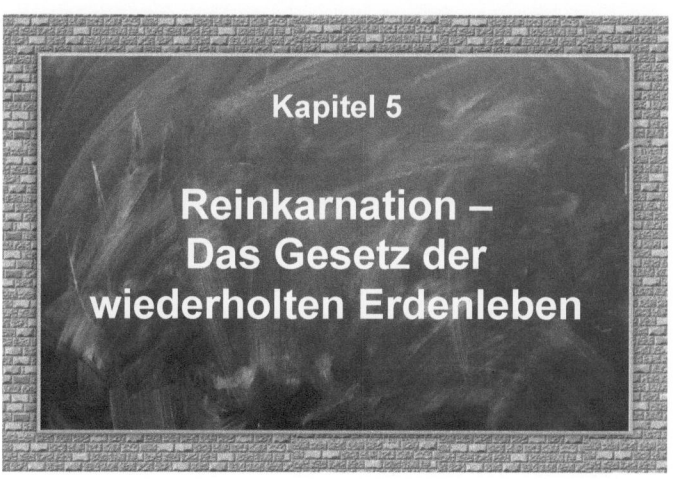

Kapitel 5

Reinkarnation – Das Gesetz der wiederholten Erdenleben

*Unsterblichkeit –
Ungeborenheit;
erst wer beides versteht,
versteht die Ewigkeit.*

Rudolf Steiner[1]

U nter dem Begriff *»Inkarnation«*, der wörtlich übersetzt »Fleischwerdung« bedeutet, versteht man, dass eine Menschenseele bzw. ein menschliches Ich sich in einem physischen, also fleischlichen Leib verkörpert, wie das bei der Geburt bzw. Empfängnis der Fall ist.

Entsprechend bedeutet *»Reinkarnation«* – was man mit »Wieder-Fleischwerdung« oder auch »Wiederverkörperung« übersetzen kann – eine *wiederholte* Inkarnation, also eine wiederholte oder erneute Geburt. Daher wird im Deutschen oftmals der Begriff *»Wiedergeburt«* verwandt. Insbesondere im letzten Jahrhundert hörte man bisweilen auch den Ausdruck *»Seelenwanderung«*, den man aber in einer etwas anderen Bedeutung benutzte. Wir halten ihn *nicht* für ein passendes Synonym zu *»Reinkarnation«*.

Selbst der Begriff »Reinkarnation«, der sich allerdings eindeutig durchgesetzt hat, ist vielleicht nicht ganz so treffend, da er keine Aussage darüber macht, ob sich ein Mensch *mehrere* Male oder vielleicht nur *ein einziges Mal wieder*verkörpert. Daher wird in der Anthroposophie meistens von den *»wiederholten Erdenleben«* bzw. von dem *»Gesetz der wiederholten Erdenleben«* bzw. der *»Lehre von den wiederholten Erdenleben«* gesprochen.

Wir wollen in diesem Buch die beiden Termini als gleichwertig ansehen und verwenden.

Je nach Kontext kann mit dem Begriff »Inkarnation« nicht nur ein Zeit*punkt* – nämlich der der Geburt bzw. der Empfängnis –, sondern auch ein Zeit*raum* – nämlich der eines gesamten Erdenlebens, das mit der Geburt beginnt und mit dem Tod endet –, gemeint sein.

Das Prinzip des Reinkarnationsgesetzes dürfte aufgrund der Ausführungen in den bisherigen Kapiteln schon klar geworden sein. Es besagt, dass sich jeder Mensch, besser jede menschliche Seele oder jedes Menschen-Ich, *viele* Male auf der Erde verkörpert. Jeder Mensch hat schon zahlreiche Inkarnationen hinter sich und noch zahlreiche vor sich.

Nach seinem Tod wird sich der Mensch für lange Zeit in den höheren Welten aufhalten, zunächst in der *»Astral-«* oder *»Seelenwelt«*, deren untere Partien man als das bereits erwähnte »Kamaloka« (katholisch: »Fegefeuer«) bezeichnet. In dieser Zeitspanne wird es für die Seele ganz wesentlich darum gehen, ihr abgelegtes Erdenleben aufzuarbeiten. Wie wir schon gesehen haben, muss sich die Seele hier aller Triebe, Begierden, Leidenschaften und Wünsche entledigen, die nur im Erdenleben befriedigt werden können. Sie muss diese überwinden, damit sie zunächst die Anwartschaft für die oberen Partien der Seelenwelt und schließlich für die Geisteswelt gewinnt.

In der zweiten Hälfte des nachtodlichen Daseins bereitet die Seele im Verein mit hohen Engelwesenheiten (☞ Anhang A.1, Tabelle 2, S. 135ff.) ihr neues Erdenleben vor. Schließlich steigt sie erneut in die Erdensphäre hinab. Das Ich umkleidet sich dann wieder mit einem astralischen, ätherischen und physischen Leib. Diesen komplizierten Vorgang können wir hier nicht näher beschreiben, da er den Rahmen, den wir uns mit diesem Buch gesetzt haben, sprengen würde.

In diesem Buch geht es uns ja *nicht* darum, das Leben, das ein Mensch in der Zeit zwischen Tod und neuer Geburt in den Geisteswelten führt, ausführlich zu beschreiben. Einem Leser, der an diesem Thema interessiert ist, können unsere Bücher *»Das Götterprojekt Mensch«* oder *»Die spirituelle Seite des Todes«* empfohlen werden (☞ S. 147).

5.1 Individualität und Persönlichkeit

Wenn man einen Menschen betrachtet, so muss man zwischen seiner *»Individualität«* und seiner *»Persönlichkeit«* unterscheiden. Jedes Menschenwesen, jedes Ich-Wesen, stellt etwas Einzigartiges, Einmaliges und Individuelles dar. Jedem Ich-Wesen bzw. jeder Seele ist es bestimmt, ewig zu existieren. Diese Seele, die durch viele Inkarnationen geht, stellt die menschliche *»Individualität«* dar. Der sichtbare Mensch, der auf der Erde umhergeht, der diese Seele bekleidet und von dieser belebt und durchpulst wird, ist die *»Persönlichkeit«*, die man mit einem konkreten Namen benennen kann. Ein und dieselbe Individualität, eine menschliche Seele oder ein Menschen-Ich, geht also in ihren vielen Inkarnationen durch viele – jeweils verschiedene – Persönlichkeiten hindurch.

Das, was stirbt und verschwindet, ist die Persönlichkeit. Es stirbt eines Tages der Hans Müller aus München. Aber die Seele bzw. das Ich, das den Leib dieser Persönlichkeit bewohnt hat, lebt zunächst in den übersinnlichen Welten weiter, um sich dann später wieder in einem anderen menschlichen Leib zu verkörpern. Das Ich, die Individualität, nimmt dann eine andere Persönlichkeit an.

Wir wollen das anhand eines *konkreten* Beispiels, anhand einer ganz überragenden Individualität zeigen:

Wir haben ja bereits gesehen, dass man selbst der Bibel entnehmen kann, dass *Johannes der Täufer* der wiedergeborene *Elias* war. Wie wir Rudolf Steiners Forschungsergebnissen verdanken, hat sich Johannes der Täufer dann im späten 15. Jahrhundert als der berühmte Maler und Architekt *Raffaello Sanzio da Urbino,* kurz *Raffael,* im italienischen Urbino wiederverkörpert. Raffael erschien knapp 300 Jahre später als der große Schriftsteller *Georg Philipp Friedrich von Hardenberg,* der besser als *Novalis* bekannt ist, auf Schloss Oberwiederstedt am östlichen Rand des Harzes.[2]

Elias, Johannes der Täufer, Raffael und Novalis sind also vier verschiedene Persönlichkeiten, die von ein und derselben Individualität angenommen wurden. Dieses eine überragende Ich verkörperte sich in diesen vier herausragenden Persönlichkeiten. Selbstverständlich war diese Individualität auch schon vor ihrem Elias-Leben in anderen Persönlichkeiten inkarniert.

5.2 Kann man das Reinkarnationsgesetz beweisen?

Genau wie alle anderen geistigen Tatsachen lässt sich auch das Reinkarnationsgesetz freilich nicht so *beweisen,* wie man etwa in der Mathematik den »Satz des Pythagoras« beweisen kann. Alles was geistiger Natur ist, lässt sich für einen Menschen, der nicht hellsichtig ist, allenfalls an seinen Offenbarungen erkennen oder wenigstens erahnen.

Wenn wir in der Nacht träumen, so ist dieser Traum für uns eine absolute Realität. Wir können aber niemals einem anderen Menschen *beweisen,* dass wir diesen Traum hatten. Wir können ihm höchstens davon erzählen, so dass er nachvollziehen kann, was wir geträumt haben. Ob er es dann glaubt, muss ihm überlassen werden.

So kann man sich das auch bei einem hohen Geistesseher wie allen voran Rudolf Steiner vorstellen. Wenn dieser etwa durch das ›Lesen‹ in der sogenannten *»Akasha-Chronik«,* dem großen Weltengedächtnis, das Leben einer bestimmten menschlichen Individualität über mehrere irdische Inkarnationen verfolgt, so sind das für ihn Tatsachen im gleichen Sinn wie für uns die Träume oder unsere Gedanken Tatsachen sind. Er kann dann von seinen Forschungen Mitteilung machen. Jemand, der diese Mitteilungen vorurteilsfrei hört oder liest, kann sie nachvollziehen.

Auch wenn man das Reinkarnationsgesetz nicht im mathematischen Sinn beweisen kann, so gibt es doch einige Tatbestände, die mehr als nur ein Indiz dafür sind, dass jeder Mensch viele Male auf der Erde erscheint. Wir wollen hier *nur auf ein* besonders schlagendes Indiz eingehen, welches die wiederholten Erdenleben fast zwingend notwendig erscheinen lässt.

Schauen wir uns dazu ein wenig in der Welt um.
  Es ist ja nicht zu leugnen, dass zwei unterschiedliche Menschen, die man auf dem physischen Plan beobachten kann, recht verschieden voneinander sein können. Hierbei soll nicht so sehr an solche Unterschiede gedacht werden, die sich dem bloßen Auge des Beobachters offenbaren. Es geht also nicht darum, dass der eine klein, der andere groß gewachsen ist, dass der eine blaue, der andere braune Augen hat usw. Solche rein *körperlichen* Unterschiede sind ja weitgehend mit den unterschiedlichen Erbanlagen zu erklären. Sie stellen also kein Mysterium mehr dar. Denken Sie vielmehr an solche Unterschiede, die eher *geistig-seelischer* Art sind und die sich nicht zwingend notwendig auf unterschiedliche Vererbungsströme zurückführen lassen. Wie unterschiedlich sind die Menschen, wenn Sie etwa an intellektuelle Fähigkeiten, spezifische Begabungen und Talente, Temperamente, Neigungen und dergleichen denken.
  Betrachten wir ein sehr extremes Beispiel: Nehmen Sie auf der einen Seite einen Menschen eines unzivilisierten Naturvolkes oder auch einen sehr einfältigen, schlichten Menschen aus unserem Kulturkreis und auf der anderen Seite eines der großen Genies wie etwa *Goethe*, *Schiller* oder *Mozart*. Neben diesen jedem bekannten

großen Persönlichkeiten der Menschheitsgeschichte kann man auch an die vielen ›Wunderkinder‹ denken, die meistens schon sehr früh starben und nicht zuletzt daher nie in den Fokus einer breiten Öffentlichkeit getreten sind. In der einschlägigen Literatur und im Internet kann man zahlreiche Berichte über solche Persönlichkeiten nachlesen, deren Leistungen, zu denen sie schon in früher und frühester Kindheit fähig waren, mehr als erstaunlich und geradezu unfassbar sind. Hier sollen in aller Kürze nur zwei dieser Wunderkinder vorgestellt werden.

Am 6. Februar 1721 wurde in Lübeck *Christian Heineken* geboren. Bereits mit wenigen Monaten konnte er komplizierte Sätze in Plattdeutsch und in Hochdeutsch, die er aufschnappte, fehlerfrei wiedergeben. Etwas Gehörtes vergaß er nie wieder, auch wenn es in Französisch oder Latein gesprochen war. Mit 14 Monaten kannte er das Alte Testament auswendig, einige Wochen später auch das Neue Testament sowie 200 Kirchenlieder. Der Wunderknabe wurde nur vier Jahre alt.[3]

Nahezu zeitgleich, am 19. Januar 1721 kam *Jean Philippe Baratier* in Schwabach als Sohn eines reformierten Pfarrers zur Welt. Dieser konnte mit drei Jahren lesen und schreiben. Im Alter von acht Jahren beherrschte er mehrere Sprachen perfekt, darunter auch Latein, Griechisch, Arabisch, Hebräisch, Chaldäisch und Syrisch. Etwas später erwies er ungeahnte Fähigkeiten in der Religionsphilosophie, Mathematik und Astronomie. Mit 14 Jahren wurde er zum jüngsten Mitglied der Preußischen Akademie der Wissenschaften ernannt. Gleichzeitig begann er in Halle ein Jurastudium. Als 17-jähriger hielt er Vorlesungen an der Universität. Er starb mit 19 Jahren.[4]

Aber auch in unserer heutigen Zeit gibt es junge Menschen, die über höchst erstaunliche Fähigkeiten verfügen. Vielleicht haben Sie schon von der jungen Schweizerin *Christina von Dreien* gehört. Sie ist nicht nur in hohem Grade hellsichtig und medial begabt, sondern hält seit ihrem 17. Lebensjahr in voll besetzten Sälen Vorträge – sowohl über komplizierte spirituelle Themen als auch über Quantenphysik, Neurophysiologie und andere wissenschaftliche Themen. Mit großer Selbstverständlichkeit vermag sie es, sich an ihre früheren Erdenleben zu erinnern.

Wie kann man ein solches Genie erklären? Wie kann es möglich sein, dass etwa ein Mozart schon im Kindesalter ein virtuoser Pianist war und der Welt die großartigsten Kompositionen schenkte? Wie kann man eine Erklärung dafür finden, dass der 8-jährige Baratier etliche Sprachen fließend sprechen oder dass der 14 Monate alte Heineken die Bibel auswendig aufsagen konnte? Wie kann man erklären, dass ein Universaltalent schon mit 17 Jahren gestandene Wissenschaftler mit seinen Erkenntnissen und Ansätzen in Erstaunen versetzt?

Wie kann man solche Phänomene erklären, sofern man nicht gerade von einem nebulösen Zufallsprinzip ausgehen möchte?

Was lehrt die heutige Wissenschaft? Unsere Wissenschaftler sind ja nicht bereit, die Seele oder das Ich als eigenständiges Wesensglied, das immaterieller Natur ist, anzuerkennen. Vielmehr ist es gegenwärtig wissenschaftlicher Konsens, alle geistig-seelischen Fähigkeiten und Ausprägungen als etwas zu betrachten, das physischer Natur ist und letztlich etwa mit Funktionen des Gehirns oder des Nervensystems zu erklären sei. Ein Verfechter dieser Theorie kommt somit nicht umhin, auch die genialen Fähigkeiten eines *Goethe* oder *Mozart* sowie die der vielen Wunderkinder auf Erbanlagen, die sie ihren Vorfahren verdanken, zurückzuführen.

Wenn diese These unzweifelhaft richtig sein sollte, müsste man das doch im Einzelfall nachweisen können. Man müsste also zeigen können, dass etwa die Eltern, Großeltern oder Urgroßeltern von Goethe oder Mozart oder all der anderen großen Genien über ähnlich geniale Anlagen verfügt hätten. Vererben kann man doch wohl nur das, was man selbst besitzt. Man kann beispielsweise nicht erwarten, dass ein Kind später einmal eine große, stattliche Figur bekommt, wenn seine Vorfahren klein und zierlich waren. Wenn Sie nun die Biografien einiger Genien studieren, werden Sie feststellen, dass deren Vorfahren sehr häufig nicht einmal ansatzweise über diejenigen Fähigkeiten verfügten, die solche Genien in hohem Maße auszeichneten. Die Vorfahren vieler großer Musiker wiesen keine sonderliche musikalische Begabung auf. Auch die Eltern eines Goethe besaßen nicht die denkerischen und dichterischen Fähigkeiten, die ihn berühmt machten.

Es soll nicht bestritten werden, dass eine *gewisse* Art der Vererbung sehr wohl vonnöten ist, damit sich etwa solche genialen Fähigkeiten manifestieren können. So ist zum Beispiel jemand, der mit einer großen musikalischen Begabung auf die Welt kommt, darauf angewiesen, dass er von seinen Vorfahren ein gutes Gehör vererbt bekommt, damit er sein Talent ausleben kann. Ein Klaviervirtuose bedarf zusätzlich vielleicht noch der Vererbung besonders langer, zartgliedriger Finger. Dass Talent nicht vererblich ist, stellte auch Goethe 1831 in seinen *»Gesprächen mit Eckermann«* fest, als er sagte: *»Das Talent ist freilich nicht erblich, allein es will eine tüchtige physische Unterlage.«*

Um zu untermauern, dass diese Vererbungstheorie nicht haltbar ist, muss man nicht unbedingt auf so extreme Situationen verweisen, wie sie sich im Falle eines Genies ergeben. Wie unterschiedlich können etwa zwei Geschwister sein, was ihre geistig-seelischen Fähigkeiten angeht! Es kommt doch nur allzu oft vor, dass eines von zwei Geschwistern geistig sehr rege ist, in der Schule gut vorankommt, an allem, was die Welt bietet, reges Interesse zeigt, während das andere geradezu stumpfsinnig ist, obwohl beide in derselben Umgebung aufgewachsen und von denselben Menschen erzogen und umsorgt worden sind.

Bereits wenn wir auf uns selbst, unsere Eltern, Partner, Kinder oder Freunde schauen, werden wir bei fast allen gewisse Begabungen feststellen, die vielleicht nicht so spektakulär sind wie die eines Genies oder Wunderkindes, die aber doch höchst bemerkenswert und nicht so ohne Weiteres erklärbar sind und die bei ihren Vorfahren definitiv nicht vorhanden sind, also nicht auf dem Wege der Vererbung erworben sein können. Oftmals handelt es sich dabei um ganz *natürliche*, sozusagen angeborene Fähigkeiten, die nicht in einer Ausbildung oder einem Studium erworben wurden.

So hat einer vielleicht einen besonders ausgeprägten »grünen Daumen« und kann – ohne dass er es gelernt oder studiert hätte – mit Pflanzen so gut umgehen, dass auch die empfindlichsten unter ihnen bestens gedeihen.

Ein anderer kann aufgrund seiner Empathie und seines Einfühlungsvermögens beruhigend – möglicherweise sogar heilend – auf Tiere und Menschen wirken.

Ein Dritter zeigt schon in den ersten Schulklassen eine so außergewöhnliche Begabung für Mathematik, dass seine Lehrer aus dem Staunen nicht mehr rauskommen.

Ein Vierter hat ein so ausgezeichnetes handwerkliches Geschick, dass er die tollsten Dinge baut oder repariert, was sogar einem gelernten Fachmann zur Ehre gereichen würde.

Ein Fünfter schreibt schon in jungen Jahren die schönsten Gedichte oder Geschichten, die vielen Mitmenschen große Freude bereiten.

Ein Sechster komponiert großartige Lieder, ohne jemals Musik studiert zu haben.

Ein Siebter hat vielleicht eine Begabung, die leicht unterschätzt werden könnte. Er verfügt über eine derart starke physische Robustheit und Zähigkeit sowie über große Ausdauer und Willensstärke, dass er fast sein ganzes Leben lang im Hoch- oder Tiefbau oder gar in einem Bergwerk schuftet, ohne gleich alles hinzuwerfen, wenn ihm immer wieder einmal alle Knochen wehtun.

Diese Liste könnte man fast endlos fortsetzen. Man muss gewiss nicht lange suchen, um in seiner eigenen Familie oder seinem Bekanntenkreis Menschen zu finden, die über ein ganz besonderes Talent verfügen, das ihre Eltern *nicht* aufweisen.

Das, was ein Mensch von seinen Vorfahren erben kann, sind im Wesentlichen physische, körperliche Anlagen. Es ist im Grunde nur die gesamte physische Konstitution eines Menschen, die er –

zumindest bis zu einem hohen Grad – von seinen Vorfahren auf dem Wege der Vererbung erhält. Anlagen und Fähigkeiten, die geistig-seelischer Natur sind, können nicht mit Vererbung erklärt werden.

Die in unserer heutigen Zeit herrschende wissenschaftliche These, *alles* sei eine Frage der Gene, entspringt einer ebenso bequemen wie falschen Denkrichtung. Auch die Meinung vieler Psychologen, dass bestimmte Fähigkeiten vom Umfeld oder der Umgebung abhängig seien, in denen die jeweilige Person aufgewachsen ist und erzogen wurde, kann in den meisten Fällen nicht als ausschlaggebende Erklärung in Betracht gezogen werden, wie das Beispiel mit den Geschwistern zeigt.

Nachdem es uns vielleicht gelungen sein mag, die Vererbungstheorie bezüglich geistig-seelischer Fähigkeiten ad absurdum zu führen, wollen wir uns anschauen, was das konfessionelle Christentum in diesem Zusammenhang zu sagen hat. Das, was die großen Kirchen lehren, ist noch grotesker! Gemäß der lehramtlichen Auffassung der katholischen Kirche[5] erzeugt Gott jede einzelne Seele bei der elterlichen Zeugung ganz neu aus dem ›Nichts‹ und verbindet sie mit den durch die Zeugung verschmolzenen elterlichen Zellen. Eine Präexistenz der Seele wird ausdrücklich ausgeschlossen. Somit können die Menschen also offenbar Gott durch einen Zeugungsakt zur ›Arbeit‹ zwingen! Der amerikanische Autor *James Morgan Pryse* drückt die Absurdität dieser These wie folgt aus: »*Das Seltsame dieser Theorie wird sofort offensichtlich, weil sich natürlich darin, dass sterbliche Körper die zeitlichen Wohnungen für unsterbliche Seelen werden, eine lächerliche Widersinnigkeit zeigt insofern, als zugunsten jedes sterblichen Körpers, der zufällig gezeugt wird, eine unsterbliche Seele geschaffen werden muss.*«[6]

Wenn Gott wirklich jede Seele aus dem Nichts heraus schaffen würde, so muss man ja wohl unterstellen, dass jede Seele zunächst ein völlig unbeschriebenes Blatt darstellt. Eine so geschaffene Seele kann im Sinne dieser Lehre noch keine Erfahrungen gesammelt haben und noch keine spezifischen Fähigkeiten besitzen. Jede Seele beginnt ihren Lebensweg am gleichen Startpunkt, sozusagen bei »Null«. Umso dringlicher stellt sich dann die Frage, woraus diese unterschiedlichen geistig-seelischen Fähigkeiten, die wir bei den Menschen beobachten können, resultieren. Wie kann man unter diesen Voraussetzungen etwa das Genie eines Goethe oder die unglaublichen Fähigkeiten der vielen Wunderkinder erklären? Man könnte jetzt natürlich wieder den Vererbungsgedanken hinzumischen, etwa in der Art, dass man sagt, die Seelen würden zwar alle ohne Erfahrungen und spezielle Fähigkeiten von Gott geschaffen, sie besäßen aber die Disposition, das Erbgut ihrer Vorfahren aufzunehmen. Dann wären wir aber wieder bei der bereits verworfenen These, dass auch geistig-seelische Fähigkeiten vererblich seien.

Wie kann man mit dieser Frage zurechtkommen, nachdem man die Vererbungs-Phantasien verworfen hat? Wenn man ausschließt, dass geistig-seelische Fähigkeiten auf dem Vererbungswege erworben werden können, andererseits aber annimmt, die Seelen seien neu geschaffen, besäßen also noch keine Erfahrungen und Vorleistungen oder dergleichen, so kann man doch nicht umhin zu unterstellen, Gott habe den Seelen bei ihrer Schaffung unterschiedliche Voraussetzungen mit auf den Weg gegeben. Dieser Schluss erscheint zwingend, sofern man nicht an ein Zufallsprinzip oder an ein Wunder glauben mag. Diese These verträgt sich aber in keiner Weise mit dem christlichen Glauben, der mit Recht von einem gütigen, väterlichen und *gerechten* Gott spricht. Was könnte das mit Gerechtigkeit zu tun haben, wenn die eine Seele mit den Dispositionen geschaffen würde, die es ihr ermöglichen, als großes Genie aufzuleuchten, während eine andere so erschaffen wird, dass ihr im Extremfall ein Leben – wohlgemerkt *ein einziges* Leben!!! – in Dumpfheit nicht erspart bleiben kann? Wie könnte man solche Fragen beantworten, ohne zu Floskeln wie »Gottes Wege sind unergründlich!« zu greifen?

Wenn man sich zu der Ansicht durchgerungen haben sollte, dass die beiden diskutierten Möglichkeiten doch mehr als unlogisch, ja geradezu unsinnig erscheinen, bleibt nur noch ein Erklärungsmodell übrig! Wenn geistig-seelische Fähigkeiten nicht erblich sind, und wenn das Erschaffen der Seelen, die von Beginn an mit unterschiedlichen Fähigkeiten begabt sind, mit der Vorstellung eines gerechten Gottes unvereinbar ist, bleibt nur folgende Variante: Die menschliche Seele muss sich ihre Fähigkeiten bzw. die Voraussetzungen dafür, dass sich diese Fähigkeiten manifestieren können, irgendwoher mitgebracht haben; sie muss sie in früheren Zeiten erworben haben; es *muss* eine Präexistenz der Seele geben. Das ist aber genau der Kern der Reinkarnations- und Karmalehre.

Kein Mensch würde behaupten, dass sich irgendwelche Tierarten aus dem Nichts entwickelt hätten. Wie jeder weiß, haben sich im Laufe der Evolution höhere Tierarten aus niedrigeren entwickelt. Es ist also kein Wunder, dass plötzlich ein Löwe, ein Elefant oder ein Affe auf der Erde auftauchte. Der erste Löwe, Elefant oder Affe ist nicht von Gott aus dem Nichts geschaffen worden. Allerdings haben immer noch viele Menschen keine Scheu zu behaupten, die menschlichen Seelen seien durch ein Wunder aus dem Nichts entstanden. Genau wie eine Tierart schon vorher in einer anderen Form da gewesen ist, so hat sich auch die Seele des Menschen aus einer Form entwickelt, die schon vorher da gewesen ist. Die Biografie eines Menschen ist in gewissem Maße die Wirkung einer vorausgegangenen, aus der sie erklärt werden kann. Die Kernaussage des Karmagesetzes, auf das wir in Kapitel 6 zu sprechen kommen werden, ist, dass alles, was ein Mensch in seinem gegenwärtigen Leben kann und macht, nicht als ein abgesondertes Wunder zu betrachten ist, sondern als Folge bzw. Wirkung mit der Daseinsform seiner Seele in früheren sowie als Ursache mit folgenden Leben zusammenhängt. Das macht einen ganz wesentlichen Unterschied zwischen Tier und Mensch aus. Einen Menschen kann man in all seinen Eigenarten und Fähigkeiten erst dann verstehen, wenn man seine *individuelle* Entwicklung berücksichtigt, die sich schon über viele Inkarnationen erstreckt. »Dagegen führt uns eine wirkliche, eine wahre Erkenntnis des Menschen dazu, daß wir sagen: Die Seele ist eben durchaus schon da, hat immer gelebt, und steigt eben einfach herunter zu dem, was ihr geboten wird durch den Menschenkeim und seine Befruchtung.«[7]

5.3 Was ist der Sinn der vielen Erdenleben?

Nun stellt sich eine ganz fundamentale Frage: Was ist eigentlich der Sinn, dass sich jede menschliche Individualität viele Male verkörpert? Welchem Ziel dienen die wiederholten Erdenleben?
Das entscheidende Wort, mit dem wir uns der Antwort nähern, lautet: »Entwicklung«!!!
Alles im Kosmos – alle Welten, Planetensysteme und Wesen – befinden sich in einem *permanenten* Entwicklungsprozess, der vor Urzeiten begonnen hat und der niemals endet.

Werfen wir erst einmal einen Blick auf das, was die heutige Wissenschaft sowie das konfessionelle Christentum über die Entwicklung des Menschen und der Menschheit zu sagen haben.

5.3.1 Die Entwicklung des Menschen und der Menschheit gemäß *wissenschaftlicher* Anschauung

Unsere heutige materialistische Wissenschaft lehrt, dass der Mensch nichts weiter als ein höheres Säuge*tier* sei. Er habe sich im Verlaufe der Evolution über viele Millionen Jahre aus den niederen Tieren immer höher entwickelt und stamme letztlich vom Affen ab. Im Grunde wird der Mensch also als ein hochentwickelter Affe betrachtet, der sich lediglich um ein paar Gensequenzen vom Menschenaffen unterscheide. Wie Sie sicher wissen, war es *Charles Darwin*, der vor rund 150 Jahren gelehrt hat, dass der Mensch vom Affen abstamme. Das lernen unsere Kinder seit etwa 40 Jahren schon in der Schule. So kann es also passieren, dass sie im Biologieunterricht hören, der Mensch stamme vom *Affen* ab und in der nächsten Stunde wird ihnen dann im Religionsunterricht gesagt, der Mensch stamme von *Gott* ab. Man kann sich leicht vorstellen, was das mit den kindlichen Seelen macht! Wie sollen sie mit diesem Widerspruch zurechtkommen?

Wenn sie logisch richtig denken, müssten sie zu der Ansicht gelangen, Gott wäre auch ein Affe!

Mit dem Entwicklungsbegriff verbinden die Wissenschaftler ansonsten nur das, was sich durch den kulturellen, wissenschaftlichen und technologischen Fortschritt der Menschheit ergeben hat. Die Fortentwicklung des Menschen, so sagen viele, sei daran abzulesen, dass er nicht mehr Sammler und Jäger sei und nicht mehr in primitiven Hütten oder Höhlen hause. Heute – so glaubt man – habe die Menschheit einen großen Höhepunkt erreicht, da sie in der Lage ist, hochkomplizierte Dinge wie etwa Computer, Raumfahrzeuge, Atomkraftwerke und dergleichen zu bauen. Darauf ist man sehr stolz! Besonders stolz ist man auf alles, was man schon heute im Zuge der »Künstlichen Intelligenz« zustande bringen kann.

Was die Existenz eines *einzelnen* Menschen anbelangt, so geht man davon aus, dass dieser bei der elterlichen Zeugung auf rein biologisch-chemischen Weg entstehe. Die Zeitspanne seiner *gesamten* Existenz wird von der Geburt bis zum Tod bemessen. Es ist heute wissenschaftlicher Konsens, dass die menschliche Existenz durch den Tod unwiderruflich beendet werde. Das widerspricht natürlich nicht der Tatsache, dass einige Wissenschaftler auf ein Leben nach dem Tod *hoffen*.

Ein Zeitgenosse, der sich diese Weltanschauung zu eigen gemacht hat, kann im Grunde nur nach der folgenden Maxime vorgehen: Er wird bestrebt sein, einen anständigen Beruf zu ergreifen, der ihm Spaß macht und möglichst viel Geld einbringt. Er wird vielleicht eine Familie gründen, sich Hobbys suchen und bestrebt sein, sein

Leben zu genießen. Schließlich wird er hoffen, bei bester Gesundheit mindestens 90 Jahre alt zu werden...

Man muss sich wundern, dass viele materialistisch gesinnte Menschen, die so denken, dennoch sehr anständige und moralisch verantwortlich handelnde Menschen sind!

Die Wissenschaftler können also *nichts* dazu beitragen, was die Entwicklung oder gar die *Entwicklungsziele* des Menschen anbelangt.

5.3.2 Die Entwicklung des Menschen und der Menschheit gemäß *kirchlicher* Anschauung

Selbstverständlich gehen die Vertreter der großen christlichen Kirchen davon aus, dass der Mensch kein Affe, sondern ein von Gott geschaffenes Wesen ist, das höher steht als jedes Tier. Sie sagen, durch den Sündenfall, von dem die *»Schöpfungsgeschichte Mose«*, die *»Genesis«* schildert, sei der Mensch vor Urzeiten aus dem Paradies bzw. aus den himmlischen Gefilden vertrieben worden, so dass jede menschliche Seele, die bei der elterlichen Zeugung durch Gott aus dem ›Nichts‹ geschaffen werde, nun *genau ein* Erdenleben als verkörperter Mensch durchmachen müsse. Dieses Leben betrachten sie als ein großes Prüfungsfeld für den Menschen. Je nachdem wie er sich nun auf der Erde verhält, wird er nach seinem Tod und noch einmal am Weltenende, am sogenannten »Jüngsten Tag« gerichtet. Die Urteile dieser Gerichte entscheiden darüber, wie sein weiteres ewiges Leben verlaufe, ob er letztlich die *ewige* Seligkeit oder aber die *ewige* Verdammnis erfahren werde. Das höchste und endgültige Ziel, das der Mensch erreichen könne, wird also als ›ewige Seligkeit‹ bezeichnet. Die Frage, wie man sich diesen Zustand vorzustellen habe, beantworten die meisten katholischen Theologen und Kirchenvertreter in etwa wie folgt: »Die guten und gerechten Menschen, die dieses Ziel erreicht haben, werden sich schon nach ihrem Tod mit allen Engeln und

Heiligen im Himmel aufhalten, wo sie Gott ›von Angesicht zu Angesicht‹ schauen, die wahre Glückseligkeit und den tiefsten Frieden empfinden sowie Gott freudig preisen und dienen dürfen. Am Jüngsten Tage werden eine neue Erde und ein neuer Himmel geschaffen. Dann wird das Reich Gottes vollendet sein. Dann werden die Menschen mit einem unverweslichen Leib ausgestattet. Die Gerechten werden an Leib und Seele verherrlicht werden und für immer mit Christus herrschen. Die beseligende Schau, in der sich Gott den Auserwählten unerschöpflich öffnet, wird die nie versiegende Quelle von Glück, Frieden und Gemeinschaft sein.«[8]

Gegen die Formulierungen soll hier überhaupt kein Einwand erhoben werden, zumal diese ja zum großen Teil der Heiligen Schrift entnommen sind. Damit sind wir aber bei dem Problem, dass die meisten Bibelstellen, die über das nachtodliche Leben des Menschen berichten, zwangsläufig etwas Geistiges in einer zumeist bildhaften Form schildern, die für den Verstand eines modernen Menschen schwer zu fassen ist. Nun kann man aber immer wieder die Erfahrung machen, dass die Vertreter der großen Kirchen sich bei der Interpretation dieser Bilder zu sehr an Vergleichbares anlehnen, das aus der physischen Welt bekannt ist. Insbesondere den Passus »Gott freudig preisen und dienen« legen sie häufig so trivial aus, dass die wohl jedem bekannten Assoziationen entstehen, dass die Himmelsbewohner sich um Gottes Thron scharen und den ganzen lieben langen Tag auf der Harfe spielen und »Hallelujah« singen. Mit solchen Interpretationen stellt man Gott auf eine Stufe mit einem *menschlichen* Herrscher, dem solche Huldigungen und Ehrerbietungen wohl schmeicheln würden. Goethe sagte einmal: »*Wie einer ist, so ist sein Gott; darum ward Gott so oft zum Spott.*«[9] Ein solches Ziel, eine solche ewige Seligkeit in Glück, Frieden und Gemeinschaft mit anderen Gerechten, ohne sich dann noch anstrengen, mühen und plagen zu müssen, mag vielen Menschen sehr erstrebenswert und sympathisch erscheinen, zumal jeder aufgrund der recht dürftigen Darstellungen, die viel Raum für Spekulationen lassen, noch seine ganz persönlichen Wünsche und Hoffnungen hineinmischen kann.

Wenn das wirklich das Endziel der Menschen wäre, so könnte man sich auf den ersten Blick durchaus auch vorstellen, dass zu seiner Erreichung *ein einziges* Erdenleben ausreichend sein könnte, sofern man sich weitgehend an die üblichen christlichen Normen hält, also wenn man sich zu Gott und Christus bekennt, die »Zehn Gebote« beachtet, nach dem höchsten christlichen Gebot der Nächstenliebe lebt und vielleicht noch die anderen Auflagen und Kriterien beachtet, die von der katholischen Kirche als sogenannte »Kirchengebote« vorgegeben werden. Dagegen kann natürlich überhaupt nichts eingewendet werden, wenngleich bei den Kirchengeboten nicht zu übersehen ist, dass diese weder mit der Eigenverantwortlichkeit noch mit dem freien Willen der Gläubigen rechnen.

Aber selbst wenn das soweit alles wahr sein sollte, ergäben sich immer noch Fragen über Fragen, die ein Vertreter dieser Anschauung wohl kaum befriedigend beantworten könnte. Wenn beispielsweise dieses *eine* Erdenleben für die Menschen das Prüfungsfeld darstellt, das über ihr *ewiges* Schicksal entscheidet, müssten dann nicht alle gleiche oder zumindest vergleichbare Chancen haben? Betrachten wir etwa einen Menschen, der das ›Glück‹ hat, getauft worden zu sein und dann schon in seinen ersten Lebenstagen stirbt. Nehmen wir einen zweiten Menschen, der in ein sozial übles Milieu hineingeboren wird und nicht die ›Gnade‹ erwiesen bekommt, früh zu sterben. Der erste hat überhaupt keine Möglichkeit, gegen die ihm von Gott oder wem auch immer gemachten Auflagen zu verstoßen, er kommt gar nicht dazu, zu sündigen. Er müsste also in den Himmel aufgenommen werden, obwohl er nichts dazu beigetragen hat, obwohl er keine Verdienste erworben hat. Der andere hat vielleicht trotz aller Bemühungen aufgrund seiner Herkunft, seiner Erziehung und seines sozialen Umfeldes gar nicht die Möglichkeit, sich an all diese Gebote und Auflagen zu halten. Diesem wäre doch wohl der Himmel – zumindest zunächst – versperrt. Wir müssen gar nicht so ein extremes Beispiel wählen, um die fehlende Chancengleichheit zu dokumentieren. Betrachten wir einen ganz normalen, durchschnittlichen Menschen, der in eine moderne Großstadt hineingeboren wird. Selbst wenn dieser sich zum Christentum bekennt, ist er doch ganz anderen Anfechtungen und Verlockungen ausgesetzt als jemand, der schon als Kind stirbt oder in solchen Verhältnissen aufwächst, in denen es ein Leichtes ist, gottgefällig zu leben. Von Chancengleichheit kann doch wohl nicht die Rede sein. Jeder gute und vernünftige (menschliche) Vater bzw. Lehrer gibt seinen Kindern bzw. Schülern die gleichen Chancen und Möglichkeiten. Umso mehr darf man das von einem gütigen, gerechten Gott erwarten. Auf solche Ungereimtheiten angesprochen, flüchten sich Kirchenvertreter gern wieder einmal in nebulöse Ausreden wie »Gottes Wege sind unergründlich« oder »Gott wird dann später nach dem Tod der Menschen schon irgendwie die unterschiedlichen Startchancen kompensieren«. Vielleicht führt Gott ja ein Bonussystem ein!

Um wie viel weniger vergleichbar sind erst die Voraussetzungen, welche die Menschen hatten, die vor Tausenden oder Zigtausenden Jahren auf der Erde weilten, von denen, die wir heute haben oder von jenen, welche die Menschen in weiteren Tausenden von Jahren erwarten werden? Wie kann man etwa das Leben eines Steinzeitmenschen mit dem eines heutigen Menschen vergleichen? Welche Auflagen musste ein Neandertaler erfüllen, um sich für die ewige Seligkeit zu qualifizieren? Sollten wir etwa nach dem Jüngsten Tage noch am Auferstehungsleib erkennen können, dass jemand sich als Neandertaler verkörpert hat? Wie wollte man erklären, ohne die Vorstellung an einen gerechten Gott aufgeben zu müssen, warum manche Menschen so schwere Schicksalsschläge ereilen, während andere ohne große Sorgen und Nöte durchs Leben gehen können?

Selbst wenn man das Ziel, das die Menschen erreichen können, so ›niedrig‹ ansiedelt, kann man all diese Fragen nicht befriedigend beantworten, ohne von einer wie auch immer gearteten Präexistenz der Seele ausgehen zu müssen. Vielleicht mag es den einen oder anderen Leser irritiert haben, dass das oben skizzierte Menschheitsziel, das beseligende und beglückende Leben in einer himmlischen Sphäre erreichen zu können, hier als »niedrig« bezeichnet wurde. Ja kann man sich denn wirklich vorstellen, dass die göttlichen Schöpfermächte vor Urzeiten den Menschen als ursprünglich geistiges Wesen geschaffen haben, diesen dann seine Erdenlaufbahn absolvieren lassen, um dann in fernster Zukunft wieder ein geistiges Wesen zu haben, das nicht sehr viel mehr zu tun hat, als seinen Schöpfer in dem oben skizzierten trivialen Sinne zu preisen und zu dienen? Kann das wirklich alles sein, wozu der Mensch vor Urzeiten geschaffen wurde? Die Theologen und Kirchenvertreter sehen in dem Menschen zu sehr das armselige Geschöpf, das durch den Sündenfall aus geistigen Höhen vertrieben wurde, um eines fernen Tages durch eigenes Verhalten, aber insbesondere durch göttliche Gnade – und womöglich sogar durch die Vermittlung der ›heiligen‹ Kirche – wieder in diese Höhen aufgenommen werden zu können.

Fassen wir noch einmal kurz zusammen: Gemäß der Lehren des konfessionellen Christentums wird jede Menschenseele bei der Zeugung seiner Eltern völlig neu erschaffen und mit dem Leib verbunden. Vorher hat diese Seele noch nicht existiert. Dann durchläuft der Mensch, in den diese Seele eingezogen ist, *genau ein* Erdenleben. Wenn man einmal von dem zeitlich begrenzten Aufenthalt im Fegefeuer absieht, stehen ihr nach dem Tod zwei mögliche ›Ewigkeiten‹ offen:

Wenn er ein sehr schlechter Mensch war, so muss er jetzt bis in alle Ewigkeit in der Hölle schmoren. Er bekommt nie wieder eine Chance, ein besserer Mensch zu werden. Er muss so bleiben wie er ist. Selbst für den bösesten Menschen wäre das eine mehr als überzogene und völlig unsinnige Strafe! Wie absurd die Lehre von der Hölle ist und warum die Kirche zu dieser greifen musste, haben wir schon erörtert.

Wenn er ein guter Mensch war oder sich im Fegefeuer vollständig geläutert hat, kommt er in den Himmel, wo er ewige Freuden erlebt. Auch wenn wir in der zeitlichen Erdenwelt den Begriff »Ewigkeit« gar nicht recht fassen können, so wäre es doch alles andere als eine Belohnung, nie mehr etwas tun, nie mehr etwas leisten zu können.

Jede Seele muss also nach lehramtlicher Anschauung der Kirche die Ewigkeit in der einen oder in der anderen Sphäre ›aussitzen‹, ohne noch irgendeinen Einfluss auf das Leben in der Erdenwelt ausüben zu können, ohne noch an der gesamten Entwicklung in irgendeiner Form teilhaben zu können, ohne sich noch weiterentwickeln zu können. Eine grausige Vision!

5.3.3 Die Entwicklung des Menschen und der Menschheit gemäß *anthroposophischer* Anschauung

Diese naive Anschauung vom Ziel der Menschen, das die Kirchen lehren, kann hier nicht gestützt werden. Wir müssen heute unbedingt verstehen lernen, dass hinter allem und jedem, was im Kosmos existiert und geschieht, *nichts* Zufälliges wirkt, wie uns das der Materialismus, der auch im konfessionellen Christentum wirkt, weismachen will.

Wenn man nur einmal auf die Naturreiche unserer Erde – angefangen bei der Welt der Mineralien, über die Pflanzen- und Tierwelt bis hin zum Menschen – sowie auf die Planeten mit ihren exakten Umlaufbahnen und -geschwindigkeiten und die großartige Sternenwelt schaut, so kann doch ein Mensch, der noch nicht ganz vom Materialismus zerfressen ist, nicht umhin zuzugeben, dass hinter all dem ein gewaltiger, über-intelligenter Plan steckt, der nur von hohen und höchsten göttlich-geistigen Wesenheiten ausgehen und umgesetzt werden kann. Wie krank – und das ist ganz wörtlich zu nehmen – müssen unsere Wissenschaftler eigentlich sein, wenn sie behaupten, alles Ursprüngliche sei durch einen Zufall von selbst entstanden und alles später Hinzugekommene bzw. Veränderte sei lediglich auf die ›Laune‹ eines blinden evolutionären Prozesses zurückzuführen?! Wie verblendet müssen die Kirchenvertreter sein, wenn sie lehren, jede Menschenseele werde bei der elterlichen Zeugung von Gott neu erschaffen, um dann ein einziges Mal auf der Erde zu leben?!

Alles, was die Entstehung und Entwicklung sämtlicher Welten und Wesen einschließlich des Menschen angeht, unterliegt einem gewaltigen göttlichen Plan, der unermesslich lange Zeiträume einbezieht und unfassbar komplex ist.

Das Ziel, das Ideal, das die Menschen erreichen *können*, ist so unvorstellbar hoch und erhaben, dass man sich fast geniert, es in Worte zu fassen. Man kann es allerdings nicht so einfach in den Raum stellen, ohne sich, zumindest tastend und stammelnd, an die größten Mysterien des Weltenseins heranzuwagen. Wir müssen die Frage aufwerfen, was der Sinn der menschlichen Existenz ist. Wo kommt der Mensch her, wo geht er hin? Was ist seine Bestimmung? Auch wenn man sich dessen bewusst sein muss, dass diese gewaltigen Daseinsfragen im Rahmen dieses Buches nur sehr grob und unzureichend gestreift werden können, soll der Versuch gewagt werden, es zumindest in einer mehr aphoristischen Form kurz zu skizzieren.

In einer ur-urfernen Vergangenheit, von der die Wissenschaft und die offizielle Geschichtsforschung nicht einmal zu träumen wagen und die auch noch sehr, sehr weit vor der Zeit lag, von welcher die biblische Schöpfungsgeschichte erzählt, wurde der ›Menschenkeim‹ von hohen und höchsten göttlich-geistigen Wesen veranlagt.

Mit dem Menschen wollten die Götter kein Wesen den Weltentatsachen eingliedern, das gewissermaßen eine ›Kopie‹ bereits existierender Wesen, etwa der Engelwesen, darstellt. Vielmehr liegt es im göttlichen Plan, mit dem Menschen ein ganz neuartiges und einzigartiges Wesen zu schaffen, ein Wesen, das eines Tages einen freien Willen sein Eigen nennen kann. Die Schöpfermächte wollen mit dem Menschen keine schlichten ›dienstbaren Geister‹ in die Weltenverhältnisse hineinstellen. Sie haben mit dem Menschen ein Wesen ins Weltensein gestellt, das das Göttliche in sich aufnehmen kann. Sie haben ein Wesen geschaffen, dem es in ur-

urferner Zukunft, von der die meisten Menschen sich keine Vorstellung zu machen vermögen, möglich, ja geradezu vorbestimmt ist, selbst ein schöpferisches, selbstbewusstes, freies, göttlich-geistiges Wesen werden zu können. Das ist das Geheimnis des Werdens, dass jedes Wesen emporsteigen kann von einem, das nur aus der göttlichen Gnade empfängt, zu einem, das selbst produktiv werden kann, das selbst schöpferisch tätig werden kann.

Bis zu einem bestimmten Punkt, der schon viele Jahrtausende zurückliegt, haben die Götter den Menschen noch geführt und ihm alles geschenkt, wessen er zu seiner Entwicklung bedurfte. Diese Führung mussten die Götter mehr und mehr lockern, damit der Mensch eines Tages zur *wahren* Freiheit gelangen kann. Heute ist er erst auf dem Weg dahin. Seitdem ist es die vornehmste Aufgabe eines jeden Menschen, über einen sehr, sehr langen Zeitraum, der sich über viele Erdenleben erstreckt, seine geistig-seelische Entwicklung selbst in die Hand zu nehmen und mit heiligem Ernst und in völliger Selbstbewusstheit und Freiheit voranzutreiben, um das Menschheitsziel, ein schöpferisches göttlich-geistiges Wesen zu werden, eines ur-urfernen Tages erreichen zu können. »**Der Mensch ist Götter-Ideal und Götter-Ziel. Aber dieses Hinblicken kann nicht der Quell von Überhebung und Hochmut beim Menschen sein. Denn er darf sich ja nur, als von ihm kommend, zurechnen, was er in den Erdenleben mit Selbstbewußtsein aus sich gemacht hat.**«[10]

Jedem Menschen ist es in Aussicht gestellt, das skizzierte Entwicklungsziel erreichen zu können. Dazu ist es notwendig, dass er alle Erfahrungsschätze sammelt, die man *nur auf der Erde* sammeln kann. Alles, was unsere materielle Welt an Möglichkeiten bietet, muss von ihm aufgenommen und durchlebt werden. Dazu gehören natürlich auch die sehr unangenehmen Erfahrungen sowie die Gefahr, Fehler zu begehen und sündig zu werden. Die Sünde muss der Mensch eines Tages gänzlich überwinden.

Bedenken Sie, wie unterschiedlich die Erfahrungen waren, die etwa ein Steinzeitmensch machen konnte, von denen, die ein Mensch heute machen kann. Wie verschieden war das, was die

Seele eines alten Ägypters durchziehen konnte, von dem, was etwa eine Seele, die im Mittelalter lebte, erleben konnte. Das, was ein heutiger moderner Mensch an Impulsen aufnehmen kann, ist wiederum völlig verschieden von dem, was man im Mittelalter lernen konnte.

Mit »lernen« ist hier im Übrigen nicht – oder zumindest nicht nur – der Erwerb oder gar das Anhäufen von Wissen über die äußere, materielle Welt gemeint. Es geht also nicht etwa darum, ein Gelehrter zu werden. Was aber ganz wesentlich zu diesem »lernen« gehört, ist, dass der Mensch bestrebt ist, die spirituellen Erkenntnisse und Lehren der großen Eingeweihten und Geisteslehrer des jeweiligen Zeitalters, die man gewissermaßen als Sendboten der geistigen Welt bezeichnen kann, aufzunehmen und diese in ihr ganz alltägliches Leben zu integrieren. Auch wenn die großen »kosmischen Wahrheiten« ewig gültig sind, so müssen diese doch den Menschen unterschiedlicher Epochen und Kulturen auf jeweils andere Art und Weise mitgeteilt werden. Für die Gegenwart – und auch noch für die nächsten Jahrhunderte – ist es die Anthroposophie Rudolf Steiners, die den Menschen die geistigen Erkenntnisse in einer zeitgerechten Form, die mit den seelischen Kräften der heutigen Menschheit rechnet, schenkt.

Selbst das, was ein heutiger Mitteleuropäer erleben und erfahren sowie an spirituellen Lehren und Erkenntnissen aufnehmen kann, unterscheidet sich in vielerlei Hinsicht sehr stark von dem, was etwa einem Inder oder Araber möglich ist. Auch vieles von dem, was man als Mann erfahren kann, ist völlig anders, als wenn man sich als Frau inkarniert hätte. Wenn man diesen Gedanken ernst nimmt, wird klar, dass ein oder auch nur wenige Erdenleben niemals ausreichen könnten, um diese notwendigen Erfahrungen sammeln und die unterschiedlichen Lernprozesse durchmachen zu können. Dieses Ziel kann nur erreicht werden, wenn jeder Mensch sich viele, viele Male auf der Erde inkarniert.

Die aufeinanderfolgenden Erdenleben könnte man – um ein recht plakatives und vielleicht etwas banales Beispiel anzuführen – mit aufeinanderfolgenden Schulklassen vergleichen. In jeder Klasse muss der Schüler etwas Neues lernen. Er muss seine Kenntnisse, Fähigkeiten und Erfahrungen erweitern. Das kann er nur dann schaffen, wenn er in der jeweils vorigen Klasse das Ziel erreicht hat. So kann der Schüler, während er die einzelnen Klassenstufen durchläuft, immer reifer werden.

Ähnlich ist es auch mit den verschiedenen Erdenleben. In jeder Inkarnation muss der Mensch etwas Neues lernen, neue Erfahrungen sammeln, die ihn reifen lassen. Das Ich, der geistig-seelische Wesenskern des Menschen, kann in jedem Erdenleben besser, reifer, vollkommener werden und dadurch immer höher steigen.

Das Ich kann mehr und mehr bemüht sein, moralischen Idealen nachzustreben und den Egoismus zu überwinden.

Wie wir in Kapitel 4 erörtert haben, besteht ein heutiger Mensch aus vier Wesensgliedern. Die unteren drei Wesensglieder, also der physische Leib, der Ätherleib und der Astralleib, bilden gewissermaßen die Hüllen, in die das Ich, der geistig-seelische Wesenskern, sich im Erdendasein einkleidet. Diese sind ihm – etwas salopp ausgedrückt – vor Urzeiten als ›Basisausstattung‹ von den Schöpfermächten nach und nach verliehen worden. Dadurch wurde er wie die gesamte ihn umgebende Natur zum Geschöpf der göttlich-geistigen Welt. Durch sein Ich ist er berufen, zum Schöpfer seiner selbst zu werden! Es ist die Aufgabe des Menschen, aus seinem Ich heraus seine drei unteren Leiber umzuarbeiten, zu veredeln und zu verwandeln. Auf diese Art kann es ihm gelingen, höhere, *geistige* Wesensglieder (☞ Anhang A.1, Tabelle 1, S. 132ff.) zu entwickeln. Diese Verwandlung der unteren Leiber geht einher mit der geistig-seelischen Evolution des Menschen, die ihn schließlich eines ur-urfernen Tages zum Erreichen des Menschheitsideals führen kann. Dann wird der Mensch ein großes Etappenziel erreicht haben. Seine Entwicklung ist damit allerdings keinesfalls abgeschlossen. Diese schreitet vielmehr immer weiter voran.

Durch sein Ich, das von Inkarnation zu Inkarnation schreitet, ist der Mensch schon heute ein schaffendes, schöpferisches Wesen. Vielen Menschen mag die Vorstellung, dass es die Aufgabe jedes einzelnen Menschen ist, aus seinem Ich heraus an der Entwicklung seiner höheren Wesensglieder zu arbeiten, sehr befremdlich sein. Ihnen wäre es vermutlich sympathischer, wenn der ›liebe Gott‹ ihnen diese gnädig verleihen würde. Man sollte es aber als eine unglaubliche Chance auffassen, dass jeder von uns diese Entwicklung selbst in die Hand nehmen kann! Natürlich werden uns die geistigen Wesen der Engel-Hierarchien (☞ Anhang A.1, Tabelle 2, S. 135ff.) dabei tatkräftig unterstützen, aber der entscheidende Impuls muss von uns ausgehen.

5.4 Besondere Aspekte des Reinkarnationsgesetzes

Das große Prinzip sowie der Sinn des Reinkarnationsgesetzes dürfte aufgrund der bisherigen Ausführungen verständlich geworden sein.

Allerdings drängen sich noch einige Fragen auf.

5.4.1 Für welche Wesen gilt das Gesetz der Reinkarnation?

Stellen wir uns zunächst die Frage, welche Wesen im Weltensein *wiederholte* Inkarnationen durchmachen. Für welche Wesen gilt das Gesetz der Reinkarnation?

Diese Frage ist im Grunde leicht zu beantworten. Ein Wesen, das durch mehrere Verkörperungen geht, muss zwei Voraussetzungen erfüllen: Zum einen muss es einen physischen Leib, also einen stofflich-mineralischen Körper haben. Ansonsten wäre es ein Unsinn, von Wiederver*körper*ung zu sprechen. Zum anderen muss es ein *individuelles* Ich haben, und zwar ein Ich, das im Erdenleben in die leibliche Organisation integriert ist, das also die Verkörperung mitmacht. Schließlich ist das diejenige Instanz, die den Tod überdauert und durch die vielen Inkarnationen schreitet.

Diese beiden Voraussetzungen erfüllt zunächst einmal nur der Mensch. Bei Tieren kann man freilich nicht von Reinkarnation sprechen, da sie kein individuelles Ich haben. Die Engelwesen der neun Engelreiche (☞ Anhang A.1, Tabelle 2, S. 135ff.) haben zwar ein solches Ich, allerdings kann man bei ihnen nicht von »Verkörperung« sprechen, da sie keinen physischen Leib annehmen.

Dennoch ist der Mensch *nicht* das einzige Wesen im Weltensein, für welches das Gesetz der Reinkarnation gilt!

Es mag einige Leser überraschen, dass dieses große kosmische Gesetz auch für unsere Erde gilt! Dieser Weltenkörper, auf dem wir wohnen und unsere gegenwärtige Entwicklung durchmachen, ist ähnlich wie der Mensch ein *Wesen*, ein *Ich-Wesen*. Genau wie der Mensch macht die Erde und mit ihr das gesamte planetarische System verschiedene Verkörperungen durch. Nach jedem Tod legt der Mensch seinen Körper ab, der sich in der Erdenwelt auflöst, und verbringt dann eine gewisse Zeit in den höheren Welten. Wenn er dann wiedergeboren wird, bezieht er einen neuen Leib. So kann man sich das auch bei dem Erdenwesen vorstellen. Nach jedem Untergang des planetarischen Systems zerstiebt alles Materielle. Alles, was physischer Natur ist, verschwindet. Das gesamte Leben spielt sich dann geraume Zeit nur im Geistigen ab. Anschließend wird die Erde in völlig neuer Gestalt wiedergeboren. So wie man einem menschlichen Ich-Wesen, wenn es ein neues Erdenleben antritt, also eine neue Persönlichkeit darstellt, einen neuen Namen gibt, so hat man im Okkultismus den verschiedenen Inkarnationen unserer Erde auch jeweils andere Namen beigelegt. Ein hoher Geistesseher kann heute auf drei vergangene und auf drei zukünftige Verkörperungen unseres Weltenkörpers schauen. Die erste wird *»alter Saturn«*, die zweite *»alte Sonne«* und die dritte, die der heutigen unmittelbar vorausging, *»alter Mond«* genannt. Diese Bezeichnungen darf man natürlich nicht mit den heutigen gleichnamigen Planeten verwechseln oder gar gleichsetzen, wenngleich diese uralten Himmelskörper in einer gewissen Beziehung zu denen stehen, die heute diesen Namen tragen. Schon auf dem alten Saturn wurde der Keim des physischen Menschenleibes erstmals veranlagt. Auf der alten Sonne kam der Ätherleib, auf dem alten Mond der Astralleib hinzu. Das Ich bekam der Mensch erst auf der jetzigen Inkarnationsstufe der Erde. Wie bereits in Kapitel 4 erwähnt, verdanken wir dieses derzeit höchste Wesensglied keinem geringeren als Christus.

Auch die heutige Erde wird also in der Tat untergehen, es wird zum Erdentod, zum Wärmetod der Erde kommen, wie es die Wissenschaft lehrt. Aber es wird nach einer gewissen Übergangsphase, in der sich alles Leben nur im Geistigen vollzieht, eine *neue Erde* entstehen. Diesen neuen Weltenkörper hat Rudolf Steiner als »*Jupiter-Erde*« oder auch »*neuer Jupiter*« bezeichnet. Auf die Entwicklungsstufe bzw. Verkörperung der Erde, die der heutigen folgen wird, also den neuen Jupiter, weist auch der Apokalyptiker *Johannes* hin. Er nennt ihn allerdings »Neues Jerusalem«. »*Und ich sah einen neuen Himmel und eine neue Erde. Denn der erste Himmel und die erste Erde sind vergangen. [...] Und ich sah die heilige Stadt, das Neue Jerusalem [...]*«[11] Die Zeit, in der sich der Übergang zum neuen Jupiter vollzieht, ist nichts anderes als das, was man als »Jüngsten Tag« bezeichnet.

Die Jupiter-Erde, die nicht etwa als Teil der geistigen Welt betrachtet werden darf, wird viel feinstofflicher sein als unsere heutige Erde, insbesondere wird es hier kein Mineralreich mehr geben. Auf dieser neuen Erde könnte ein dichter, materieller Leib, wie wir ihn heute tragen, nicht mehr existieren. Die Menschen, die auf der Jupiter-Erde eine Wohnstatt finden, werden dann einen ganz anderen Leib tragen, den man »Auferstehungsleib« nennen könnte. Geburt und Tod im heutigen Sinne wird es nicht mehr geben. Somit könnte man *plakativ* auch durchaus von der »Auferstehung von den Toten« sprechen. Es wird noch langer Zeiträume bedürfen, bis es zur Verkörperung unserer Erde als Jupiter-Erde kommen wird. Bis dahin werden wir alle noch viele Male ein Erdenleben und anschließend jeweils ein nachtodliches Leben durchmachen, um in unserer geistig-seelischen Evolution vorwärtszuschreiten, um uns die Reife für das Leben auf der neuen Erde zu erwerben. Aber selbst wenn wir in ferner Zukunft auf dem neuen Jupiter leben werden, haben wir lediglich ein gewisses großes Etappenziel erreicht. Die Entwicklung ist damit noch lange nicht abgeschlossen. Wie bereits erwähnt hört diese im Grunde niemals auf.

Am Rande sei der Vollständigkeit wegen noch erwähnt, dass dem neuen Jupiter noch *zunächst* zwei Erdinkarnationen folgen werden: »*neue Venus*« und »*Vulkan*«.

5.4.2 Beginn und Ende des Inkarnationskreislaufs

In einigen esoterischen Kreisen herrscht die Auffassung vor, die Notwendigkeit, dass sich der Mensch auf der Erde inkarnieren muss, hätte weder einen Anfang noch ein Ende. Das entspricht aber nicht den Tatsachen, wie man sowohl der Bibel als auch den Forschungsergebnissen Rudolf Steiners entnehmen kann. Die These, dass der Inkarnationskreislauf endlos sei, widerspricht in hohem Maße den Schilderungen der Genesis sowie all denjenigen Bibelversen, welche das Leben des »auferstandenen Menschen« in ganz neuen Weltverhältnissen am sogenannten »Weltenende« beschreiben.

Die Notwendigkeit, dass sich der Mensch in einem sterblichen Leib in der Erdenwelt verkörpern muss, begann, als er – wie es die Schöpfungsgeschichte Mose schildert – der luziferischen Versuchung erlegen ist und aus dem sogenannten »Paradies« vertrieben und auf die Erde geschickt wurde. Das geschah vor mehreren Hundert Millionen Jahren im sogenannten *»lemurischen Zeitalter«*. Vorher lebte er als ein geistig-seelisches Wesen in einer überirdischen Sphäre.

In einer fernen Zukunft wird die Notwendigkeit, sich in einem mineralisch-physischen Leib inkarnieren zu müssen, überwunden sein. Der Mensch wird dann schon in einem viel geistigeren Zustand sein. Ab diesem Zeitpunkt wird es auch den Tod im heutigen Sinne nicht mehr geben. Das Phänomen, das wir heute als Tod bezeichnen, ist ja ein sehr *abrupter* und *radikaler* Übergang von einer Daseinsform in eine andere, von einem Bewusstseinszustand in einen anderen, bei dem ein Teil unseres Wesens, der physische Leib, mit dem wir uns nur zu sehr identifizieren, unwiderruflich abgelegt werden muss. Auf der Jupiter-Erde wird es keinen großen Unterschied mehr zwischen den Lebenden und den sogenannten Toten geben. Die Wiederverkörperung im *heutigen* Sinne wird gemäß Rudolf Steiner bereits auf der gegenwärtigen Inkarnationsstufe der Erde, also noch bevor sie in den Jupiterzustand übergehen wird, aufhören. **»Es wird ein Jahr kommen in der physischen Erdenentwickelung, dieses Jahr wird, sagen wir, ungefähr das Jahr 5700 und einiges sein, in diesem Jahre, oder um dieses Jahr herum, wird der Mensch, wenn er seine richtige Entwickelung über die Erde hin vollzieht, nicht mehr die Erde so betreten, daß er sich verkörpert in Leibern, die von physischen Eltern abstammen. Ich habe öfters gesagt, die Frauen werden in diesem Zeitalter unfruchtbar. Die Menschenkinder werden dann nicht mehr in der heutigen Weise geboren, wenn die Entwickelung über die Erde hin normal verläuft.«**[12]

5.4.3 Der zeitliche Abstand zwischen zwei Inkarnationen

Eine gewiss interessante Frage ist, wie lange es *in etwa* dauert, bis ein Mensch sich erneut inkarniert. Man könnte auch fragen: Wie lange verweilt ein Mensch nach seinem Tod in den übersinnlichen Welten – zunächst in der Seelen-, dann in der Geisteswelt –, bis er wieder auf der Erde geboren wird?

Nun, das hängt von verschiedenen Faktoren ab, die wir im Folgenden beleuchten werden. Von Rudolf Steiner wissen wir, dass es so etwas wie eine grobe Regel gibt, die besagt, dass sich ein Mensch innerhalb eines sogenannten *»platonischen Weltenmonats«*, der 2.160 Jahre dauert, im *Durchschnitt* zweimal – im

Normalfall einmal als Mann und einmal als Frau – verkörpert. Das ist aber kein ehernes Gesetz, sondern mehr eine Faustregel, die durchaus größere Abweichungen zulässt. Wie wir schon gesehen haben, geht es ja für die menschliche Individualität in jeder Inkarnation darum, sich weiterzuentwickeln. Somit liegt es auf der Hand, dass eine Menschenseele *insbesondere* dann einer neuen Inkarnation bedarf, wenn sich die Verhältnisse auf der Erde so verändert haben, dass sie völlig neuartige Erfahrungen machen, dass sie völlig neue Impulse aufnehmen kann. In erster Linie sind es neue Kulturen oder neue Kulturerrungenschaften, die einer Seele neue Eindrücke und Erfahrungen bescheren können. So hätte es beispielsweise im Allgemeinen keinen großen Sinn gemacht, wenn sich ein Mensch etwa im Zeitalter der alten ägyptischen Kultur *oftmals* verkörpert hätte. Da hätte er nicht mehr viel Neues aufnehmen können. Andererseits waren wohl nahezu alle Seelen in dieser Zeit inkarniert, weil sie die Erfahrungen brauchten, die ihnen nur diese Zeit zu geben vermochte.

Lassen wir den großen Geistesseher Rudolf Steiner zu Wort kommen: »**Was würde geschehen, wenn er** [ein Mensch] **gleich** [nach dem Tode] **wieder ins Dasein träte? Er würde die äußere Umgebung noch ähnlich derjenigen finden, aus welcher er soeben herausgegangen ist und von der er durch Entwickelung des inneren Seelenkernes frei werden wollte. Ebensowenig, wie der innere Seelenkern zu sich selber ein unmittelbares Verhältnis in der Weise hat, daß er gleich wieder ›er selber‹ sein will, ebensowenig kann sich der Mensch selber wieder gleich nach dem Tode verkörpern, denn er würde in sich selber hineinwachsen. Das heißt aber, es kann sich der innere Seelenkern nur nach einer bestimmten Zeit wieder verkörpern. Während dieser Zeit lebt er in einer rein geistigen Atmosphäre, nicht in der physischen Welt. Was sich als geistiger Kern herangebildet hat, sich ebenso herangebildet hat, wie man den Pflanzenkeim innerhalb von Stengel, Blätter und Blüte sich heranbilden sieht, das lebt in einer geistigen Welt, und wird sich erst wieder dazu hingezogen fühlen, das, was es herangebildet hat, äußerlich zu verkörpern, wenn andere Verhältnisse eingetreten sind; das heißt, wenn sich die Erde verändert hat so,** daß der Mensch in andere Verhältnisse hineinwächst, damit er sich weiter gestalten kann. – Deshalb wird zwischen dem Tode und der nächsten Geburt so viel Zeit vergehen, daß wir zum Beispiel nicht wieder in dasselbe Sprachgebiet hineingeboren werden und daß sich auch die anderen Verhältnisse ringsherum geändert haben. Wir wissen, daß sich auf der äußeren Erde die Verhältnisse im Laufe der Jahrhunderte und Jahrtausende ändern. Was sich aber in der Zwischenzeit ereignet hat, rein äußerlich in der Kultur, das lernen wir durch den Unterricht, durch die Erziehung hinzu. So treten wir also aus einer bestimmten Epoche mit unserem geistig-seelischen Wesenskerne heraus mit den Kräften, welche wir frei machen wollten, und warten, bis neue Verhältnisse auf dem Erdenrund herbeigeführt sind. Das aber, was wir in der Zwischenzeit nicht mitmachen konnten, müssen wir durch Erziehung und Unterricht nachholen. Deshalb müssen Erziehung und Unterricht ergänzend zu demjenigen hinzutreten, was wir in den besonderen Anlagen und Fähigkeiten haben, die wir aus der Frucht früherer Leben heraufbringen.«[13]

Es ist nicht zu übersehen, dass die äußere kulturelle, wissenschaftliche und insbesondere technologische Entwicklung immer rasanter verläuft. Während es in fernster Vergangenheit vielleicht hinreichend war, dass sich eine Seele in einem Jahrtausend nur einmal verkörperte, werden die Inkarnationsintervalle *im Durchschnitt* immer kürzer.

Dennoch ist es selbst heute so, dass ein Mensch meistens erst nach einigen hundert Jahren wieder den irdischen Schauplatz betritt. Es kommt allerdings auch vor, dass sich eine Seele vielleicht schon nach einigen Jahrzehnten, in Extremfällen bereits nach wenigen Jahren wieder verkörpert. Auch in ein und dem gleichen Zeitalter kann eine Seele in Abhängigkeit von dem Volk, in das sie sich inkarniert, ganz unterschiedliche Erfahrungen machen. Selbst innerhalb des gleichen Volkes kann sie noch Unterschiedliches lernen, je nachdem, in welchen Verhältnissen die Familie lebt, in die sie hineingestellt wird.

Der zeitliche Abstand zwischen zwei Inkarnationen ist auch noch von anderen Faktoren abhängig. Wenn etwa ein Mensch schon im Kindesalter stirbt, so wird er in den übersinnlichen Welten, in denen er nach dem Tod weilt, nicht allzu viel an Erfahrungen und Erlebnissen aufzuarbeiten haben, so dass er im Durchschnitt deutlich eher zu seiner nächsten Verkörperung schreiten kann als jemand, der viele Jahrzehnte auf der Erde gelebt hat.

Ein Mensch, der in seinem Leben gar keine spirituellen Gedanken bewegt hat, hat nichts in die ›himmlische Welt‹ mitzubringen. Auch ein solcher kann bzw. muss sich häufig sehr viel schneller wieder verkörpern als ein anderer, der viele solcher Gedanken und Impulse aufgenommen hat. »Aber das Gesetz der Reinkarnation für unsere Zeit ist so, daß in der Tat für die Menschen, welche jetzt dumpf durch die Welt gehen und sich nicht von den Erlebnissen sagen lassen, daß man den Rätseln des Daseins nachforschen muß, verhältnismäßig bald ein nächstes Leben eintritt, daß sie sich bald wieder inkarnieren, daß sie also reichlich Gelegenheit finden werden, sich mit den geisteswissenschaftlichen Wahrheiten bekannt zu machen.«[14]

Ein Mensch, der sich in seinem Leben viel und intensiv mit geistigen Themen beschäftigt hat, wird meistens erst deutlich später wieder den irdischen Schauplatz betreten. »Solche Leute, die sich hier viel mit der geistigen Welt beschäftigt haben, können sich dort besser entwickeln, bleiben dort länger und kommen später wieder zurück. Dagegen derjenige, der sich nur mit der materiellen Welt beschäftigt, der kommt verhältnismäßig wiederum bald.«[15]

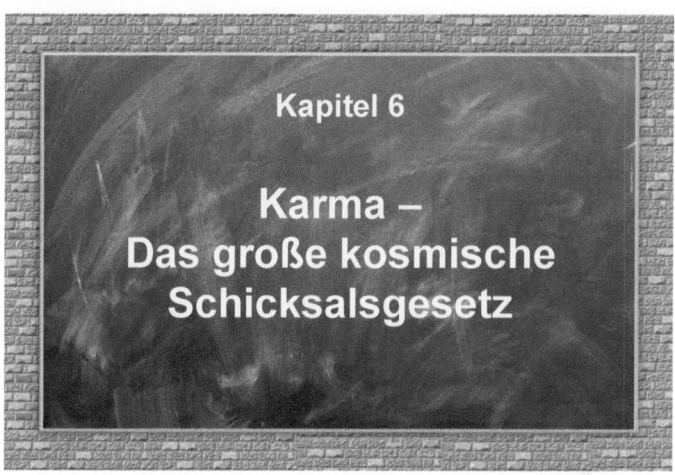

Kapitel 6

Karma –
Das große kosmische Schicksalsgesetz

> *Das Schicksal setzt sich zusammen*
> *aus zwei Tatsachengestaltungen,*
> *die im Menschenleben zu einer*
> *Einheit zusammenwachsen.*
> *Die eine entströmt dem Drange*
> *der Seele von innen heraus;*
> *die andere tritt von der Außenwelt her*
> *an den Menschen heran.*
>
> Rudolf Steiner[1]

D ie Lehre von den wiederholten Erdenleben, also das Gesetz der Reinkarnation, ist im Grunde noch recht einfach zu verstehen. Das Karmagesetz erschließt sich dem Verständnis jedoch nicht ganz so leicht, da es sich hierbei um ein sehr vielschichtiges und äußerst komplexes kosmisches Gesetz handelt, dem wir uns nun langsam annähern wollen.

Reinkarnation und Karma sind in engster Weise miteinander verknüpft. Die Karmalehre ist die ›Zwillingslehre‹ der Reinkarnationslehre.

Auch wenn der Mensch heute, während er auf der Erde lebt, nichts mehr von seinem letzten Erdenaufenthalt weiß, muss es ja wohl einen gewissen *kausalen Zusammenhang* geben zwischen dem, was er im letzten Leben gemacht hat, und dem, was jetzt auf ihn zukommt, was er jetzt erlebt und erfährt. Wenn man den Gedanken der Entwicklung, die sich über viele Inkarnationen erstreckt, berücksichtigt, ist doch wohl nicht zu erwarten, dass etwas, was wir in einem früheren Leben gemacht oder gedacht haben, so gar keine Auswirkungen auf unser heutiges Leben haben könnte. Goethe wäre nicht der große, berühmte Denker und Dichter geworden, wenn er in seinen früheren Verkörperungen nicht die dazu notwendigen Voraussetzungen geschaffen hätte. Keiner von uns, der gewisse Begabungen oder Neigungen im Erdenleben zeigt, würde über diese verfügen, wenn er sie nicht aus früheren Inkarnationen mitgebracht hätte, wenn sie dort nicht vorbereitet worden wären. Damit sind wir beim Begriff »Karma«. Ohne das Gesetz vom Karma würden die wiederholten Erdenleben nicht zum angedachten Ziel führen können, ja sie wären sogar ziemlich sinnlos.

Doch was versteht man eigentlich unter Karma? Manche setzen dieses Wort mit »Schuld«, andere mit »Schicksal« gleich. »Karma« kommt aus dem Sanskrit und muss wörtlich mit »Tun« oder »Machen« übersetzt werden. Wichtig und richtig ist, dass Karma sowohl mit »Schuld« als auch mit »Schicksal« als auch mit »Tun« bzw. »Machen« zu tun hat.

Karma ist das große *»kosmische Gesetz von Ursache und Wirkung«* für die geistige Welt, wie die Mechanik das Gesetz von Ursache und Wirkung in der Erdenwelt ist. Es äußert sich in bestimmten Wirkungen, die uns Menschen widerfahren und deren Ursachen in unseren Taten oder Verhaltensweisen aus einem früheren Leben liegen. **»Wenn Sie geistige Erscheinungen haben, müssen Sie ebenso nach den geistigen Ursachen fragen. Und wie nahe liegen uns die geistigen Tatsachen! Der eine ist ein Mensch, den wir einen glücklichen nennen, ein anderer ist sein ganzes Leben hindurch zum Unglück verurteilt. Was wir Menschenschicksal nennen, schließt sich in die Frage ein: Warum ist dieses und jenes?**

> Vor diesem Warum steht die ganze äußere Wissenschaft vollständig ratlos da, weil sie ihr Gesetz von Ursache und Wirkung nicht anzuwenden weiß auf die geistigen Erscheinungen.«[2]

Wenn ein Mensch durch die Geburt ins physische Dasein schreitet, so betritt er den irdischen Schauplatz *nicht* als ein ›unbeschriebenes Blatt‹. Vielmehr bringt er alle seine Erfahrungsschätze, die er in früheren Inkarnationen gewonnen hat, sowie sein ganz individuelles Karma bzw. Schicksal mit. Die Kernaussage des Karmagesetzes ist, dass alles, was ein Mensch in seinem gegenwärtigen Leben kann und macht, nicht als ein abgesondertes Wunder zu betrachten ist, sondern als Folge mit der Daseinsform seiner Seele in früheren sowie als Ursache mit folgenden Leben zusammenhängt. Das macht einen ganz wesentlichen Unterschied zwischen Tier und Mensch aus. Einen Menschen kann man in all seinen Eigenarten und Fähigkeiten erst dann verstehen, wenn man seine individuelle Entwicklung berücksichtigt, die sich schon über viele Inkarnationen erstreckt. Der Mensch ist eben *kein* hochentwickelter Affe, wie uns die Naturwissenschaft glauben machen möchte!

Dieses Schicksal, das der Mensch mit in sein Erdenleben bringt, hat er in seinem vorigen Leben selbst zubereitet und in seinem vorgeburtlichen Leben in der geistigen Welt weitgehend selbst gewählt! In dieser Zeit war er noch ungleich weiser, als er es im Erdenleben jemals sein könnte. Wenn der Mensch wieder im Erdensein ist, wirkt in seiner Seele der Drang, dieses selbst gewählte Schicksal zu leben bzw. zu erfüllen.

6.1 Ursache und Wirkung

Um ein gewisses Verständnis für die wiederholten Erdenleben und das eng damit verbundene Karmagesetz gewinnen zu können, kann man ein durchaus passendes Gleichnis heranziehen, indem man den Schlaf mit dem Tod vergleicht. Der Schlaf wurde im Okkultismus schon immer als der »kleine Bruder des Todes« bezeichnet.

Wenn wir bei diesem Bild bleiben wollen, so sind zwei aufeinanderfolgende irdische Tage mit zwei aufeinanderfolgenden Leben zu vergleichen. Wenn wir nachts schlafen, so sind unser Ich und unser Astralleib in der Seelenwelt, in der sie gewisse Erlebnisse haben, die im Normalfall die Bewusstseinsschwelle nicht überschreiten. In dieser Zeit wird die physische Außenwelt unserer Wahrnehmung entzogen. Aber das äußere Leben bleibt nicht stehen; sein Lauf geht weiter. Viele Dinge geschehen, während wir im Bette liegen. Erst wenn wir am nächsten Morgen wieder erwachen, wird uns die äußere Welt wieder bewusst. Wir können wieder an dem äußeren Leben teilnehmen. Wir finden nun alles vor, was wir am Vortag veranlasst, getan oder zu tun begonnen haben. Wenn es in unserem Leben einen sinnvollen Zusammenhang geben soll, so können wir jetzt nicht den Tag verbringen, ohne Rücksicht auf das zu nehmen, was wir am Vortag gemacht haben. Durch unsere Taten und Werke von gestern ist unser Schicksal von heute bestimmt.[3]

Wenn wir also beispielsweise am gestrigen Tag damit begonnen haben, einem Freund einen langen Brief zu schreiben, so finden wir den angefangenen Brief wieder vor und können ihn jetzt – vielleicht aber auch erst am folgenden Tag – fortsetzen oder fertig schreiben. Wenn uns vor dem Einschlafen bewusst geworden ist, dass wir uns an diesem Tag einem Mitmenschen gegenüber ungerecht oder lieblos verhalten haben, so können wir das am nächsten Tag wieder gutmachen, indem wir ihn um Verzeihung bitten oder ihm jetzt mehr Zuwendung schenken.

Natürlich kann in der Nacht auch etwas geschehen sein, das nichts oder allenfalls bedingt mit dem zu tun hat, was *wir* tagsüber getan haben, das aber nun dennoch unseren Tag ein Stück weit bestimmt. Vielleicht hat uns jemand am späten Abend noch eine E-Mail geschrieben, auf die wir reagieren müssen. Möglicherweise hat es nachts sehr heftig geschneit, so dass wir einen Teil des Morgens mit Schneeschaufeln verbringen müssen. Diese Beispiele könnte man endlos fortsetzen.

Das, was für unterschiedliche Tage eines irdischen Lebens gilt, hat auch in sehr viel größerem Rahmen, eben für unterschiedliche Leben, seine Gültigkeit. Nichts von dem, was wir in einem Leben durch Gedanken, Worte oder Taten verursachen, bleibt wirkungslos. *Nichts* bleibt ohne Folgen. Nichts von dem, was wir uns an guten, nützlichen seelischen Eigenschaften erringen, geht verloren. Alle Ursachen, für die ein Mensch durch seine Taten oder Gedanken verantwortlich ist, werden in der Akasha-Chronik, dem großen Weltengedächtnis, aufgezeichnet, und sie werden früher (im gleichen Leben) oder später (in einem der nächsten Leben) ihre Wirkung zeigen. Alles, was wir heute als Wirkungen erfahren, alles, was uns heute zustößt, ist irgendwann einmal – im jetzigen oder in einem früheren Leben – von *uns* verursacht worden.

Diese Kausalzusammenhänge sind es, die man mit »Karma« bezeichnet.

Wenn ein Mensch durch die Geburt erneut ins physische Dasein schreitet, so betritt er keinen fremden Schauplatz. Allerdings haben sich in der langen Zeit, die er nach seinem letzten Tod in den höheren Welten durchgemacht hat, die Verhältnisse der Erdenwelt gründlich verändert. Hinzu kommt nun vielleicht noch, dass er in einen ganz anderen Kulturkreis hineinkommt. Dennoch sind die Spuren seiner Taten aus seiner letzten Inkarnation in der Welt vorhanden. Hierbei ist keineswegs nur an so unübersehbare Spuren zu denken, wie sie etwa jemand hinterlassen hat, der im alten Ägypten am Bau der Pyramiden beteiligt war, oder jemand, der beispielsweise im Mittelalter eine Schrift verfasst hat, die für viel Aufsehen gesorgt hat. Die weitaus meisten Spuren, die ein Mensch in früheren Inkarnationen der Erdenwelt eingeprägt hat, sind nicht so offensichtlich wie die in den beiden Beispielen genannten und erst recht nicht so leicht auffindbar wie die des Vortages nach einer durchschlafenen Nacht. Diese Spuren, welche der Mensch durch seine Taten ursächlich hinterlassen hat, werden ihn im nächsten Erdenleben in der einen oder anderen Weise wieder als Wirkungen in Form bestimmter Schicksalserlebnisse, Erfahrungen oder Fähigkeiten treffen.

6.2 Die Verbindung zwischen zwei Inkarnationen

Wir müssen nun die wichtige Frage klären, wie sich die Verbindung zwischen zwei Inkarnationen ein und desselben Menschenwesens ganz konkret denken lässt. Jeder Mensch ist ein individuelles Geistwesen, ein Ich-Wesen. Dieser menschlichen Individualität ist es vorbestimmt, ewig zu existieren und sich im Zuge der wiederholten Erdenleben so zu entwickeln, dass sie eines urfernen Tages das Menschheitsziel erreichen kann.

Nun haben wir schon gesehen, dass wir Menschen uns – von wenigen Ausnahmen abgesehen – nicht an unsere früheren Leben erinnern können. Stellen Sie sich vor, Sie wüssten nach einer durchschlafenen Nacht am nächsten Morgen nicht mehr, was sie am Vortag gemacht, gedacht, gefühlt und gewollt hätten. Vielleicht haben Sie am Tag zuvor gerade damit begonnen, eine wichtige Arbeit in Angriff zu nehmen, die Sie an den nächsten Tagen fortsetzen wollten. Wenn Sie sich am nächsten Tag an nichts mehr erinnern, könnten Sie dieses Werk nicht vollenden. In einem solchen Leben, in dem Sie sich nicht mehr an die vergangenen Tage erinnern könnten, wäre es Ihnen unmöglich, jemals etwas zustande zu bringen, wozu die Arbeit von mehreren Tagen vonnöten ist. Ihr Leben könnte sich niemals zu einem sinnvollen Ganzen abrunden. Es wäre zerrissen in viele unvollendete Tagwerke.

Genauso scheint es doch auch im Großen zu sein, wenn wir unsere gesamte bisherige Existenz, die sich schon über sehr viele Inkarnationen erstreckt, ins Auge fassen. Wie können wir etwas aufgreifen, weiterpflegen, vollenden, das wir in früheren Leben in Angriff genommen haben, wenn wir daran keine Erinnerung mehr haben? Die derzeitigen menschlichen Seelenkräfte sind noch nicht stark genug, um diese Erinnerungen abrufen zu können. Den ›roten Faden‹, der unsere Erfahrungen und Erinnerungen aus früheren Verkörperungen zusammenhält und zu einem Ganzen verbindet, vermögen wir heute noch nicht zu spinnen.

Es wäre jetzt ein Desaster, wenn *niemand* diesen Faden zu spinnen vermöchte. Da haben aber die Weltenlenker Vorsorge getroffen. Wie man in den meisten Religionen weiß, ist *jedem* Menschen ein *persönlicher* Engel, den man auch *»Schutzengel«* oder *»Genius«* nennt, zugeteilt. Zu den Aufgaben dieser Engelwesen gehört, die ihnen zugeordneten menschlichen Individualitäten zu führen und zu leiten. Das geschieht natürlich in sehr zarter und subtiler Weise, so dass die meisten Menschen sich dieser Führung nicht bewusst werden. Es ist dieser persönliche Engel, der einer Menschenseele schon bei ihrer ersten Verkörperung an die Seite gestellt wurde, der diesen Faden spinnt und somit den Zusammenhang der einzelnen Inkarnationen herstellt. Die Engel haben ein inkarnations-übergreifendes Bewusstsein, so dass sie die ihnen anvertrauten menschlichen Individualitäten, auf die sie ein ›wachendes Auge‹ haben, von Inkarnation zu Inkarnation leiten können. Diese Notwendigkeit ergibt sich so lange, bis die menschlichen Seelenkräfte eines Tages stark genug sind, um diesen Zusammenhang selbst herstellen zu können.

Auf der Jupiter-Erde wird der Mensch nicht mehr seines Engels bedürfen. Dann steht er selbst auf der Stufe, auf der heute die Engel stehen, so dass er seinen Genius von seiner Aufgabe entbinden kann, damit auch dieser einen weiteren Schritt in seinem eigenen Entwicklungsprozess gehen kann.

6.3 Besondere Gesichtspunkte der Karmalehre

Im Zusammenhang mit dem Karmagesetz, das wir oben in seinen Grundzügen erläutert haben, ergeben sich noch etliche Fragen bzw. Aspekte, die wir im Folgenden thematisieren wollen.

6.3.1 Der Fortschritt der Menschheit

Vieles von dem, was ein heutiger Mensch kann oder zu leisten vermag, fasst man meistens als etwas ganz Selbstverständliches auf, das ihm eben durch seine Erziehung, Schul- oder Berufsausbildung vermittelt worden sei. So glaubt man etwa, dass die weitaus meisten Menschen in der zivilisierten Welt deshalb *schreiben* könnten, weil sie dieses schon in der ersten Schulklasse gelernt und eingeübt hätten.

Freilich muss ein Kind das Schreiben in der Schule erlernen. Aber der beste Unterricht könnte nicht zu diesem Ziel führen, wenn das Kind nicht schon in einer vorausgegangenen Inkarnation etwas gelernt hätte, was in der gegenwärtigen dazu führen kann, dass es das Schreiben lernt. Genau wie ein Schüler – sagen wir der fünften Klasse – nur an das anknüpfen kann, was er in den vorigen vier Klassen gelernt hat, kann ein Mensch in jedem Erdenleben auch nur an das anknüpfen, was er in den vorausgegangenen gelernt hat. Um nicht missverstanden zu werden: Natürlich bedeutet das *nicht*, dass ein heutiger Mensch nur dann das Schreiben erlernen kann, wenn er diese Fähigkeit schon in einem früheren Leben besaß. Das wäre ja auch nicht möglich, da noch vor zwei, drei Jahrhunderten die meisten Menschen nicht schreiben konnten. Der Mensch muss sich aber in früheren Verkörperungen bestimmte geistig-seelische und auch gewisse körperliche Fähigkeiten erworben haben (*Ursachen*), die ihn nun in die Lage versetzen, das Schreiben zu erlernen (*Wirkung*).

Das, was hier am Beispiel des Schreibenlernens gezeigt wurde, gilt natürlich für alle Fähigkeiten, die ein Mensch heute auf dem kulturellen Gebiet besitzt. Ohne das Gesetz der wiederholten Erdenleben wäre in der Menschheit kein kultureller Fortschritt möglich. Dann würden die Menschen noch heute in Höhlen hausen und mit primitiven Werkzeugen hantieren. Das erkannte Lessing schon vor über 200 Jahren.

6.3.2 Karma und Begabungen

Wie schaut das aus, wenn ein Mensch eine besondere, vielleicht sogar eine sehr große Begabung zeigt? Wird er diese im nächsten Leben wieder aufweisen? Wird ein großer Musiker wieder ein großer Musiker? Wird ein bedeutender Mathematiker wieder ein bedeutender Mathematiker?

Das wird in der Regel nicht der Fall sein! Eine große Begabung bzw. ein außerordentliches Talent, das einen Menschen in einer Inkarnation auszeichnet, wird im nächsten Leben meistens nicht wieder in der gleichen Form auftreten. Aus dem, was diese Individualität in einer früheren Verkörperung durch ihr Talent lernen und bewirken konnte, hat sie ihre Früchte gesammelt. Wenn also eine Individualität ein Leben etwa als begnadeter Musiker oder großer Mathematiker geführt hat, so wird sie in den folgenden diese außerordentliche Fähigkeit im Normalfall nicht wieder aufweisen.

Sie wird insbesondere dann im nächsten Leben diese Begabung nicht wieder zeigen, wenn sie diese im letzten über viele Jahrzehnte – vielleicht sogar bis ins hohe Alter – ausleben und alle Früchte daraus gewinnen konnte. In einem solchen Fall kann es sogar so sein, dass beispielsweise ein großer Musiker im nächsten Leben völlig unmusikalisch ist. Wie Rudolf Steiner sagte, sei es vielfach so, dass ein Mensch, der auf einem bestimmten Gebiet völlig talentfrei sei, im vorigen Leben hier eine ganz besonders große Begabung besessen hätte.

Anders kann es sich ausnehmen, wenn das betreffende Leben schon früh endete, wie das etwa bei dem berühmten norwegischen Mathematiker *Niels Henrik Abel* der Fall war, der 1829 im Alter von 26 Jahren starb. Die Individualität, die vor 200 Jahren als Niels Henrik Abel auf der Erde wandelte, wird mit hoher Wahrscheinlichkeit in ihrer nächsten Inkarnation erneut mit einer großen mathematischen Begabung den irdischen Schauplatz betreten.

Aus subjektiver Sicht mag das bedauerlich erscheinen, dass man Begabungen nicht in seine nächsten Inkarnationen mitnehmen kann. Allerdings muss man klar sehen, dass es die Individualität nicht weiterbringen würde, wenn sie sich oftmals auf dem gleichen Gebiet betätigen würde. Sie muss in jedem Leben etwas Neues lernen und erfahren.

Natürlich geht eine große Begabung nicht verloren; sie wird vielmehr in einer anderen Art auftreten. Besondere Begabungen verwandeln sich in andere Fähigkeiten. Sie können sogar bis in die Organbildung hineinwirken. »**Ein anderer den Okkultisten bekannter Fall ist der, wo eine Individualität in einer Inkarnation besonders intensiv in Architekturformen lebte: was sie da empfunden hat, das lebte sich ein als Kräfte in das innere Seelenleben und ziselierte besonders fein aus das Gehörwerkzeug, so daß diese Individualität in der nächsten Inkarnation ein großer Musiker wurde. Sie wurde nicht ein großer Architekt, weil die Empfindungsformen, die sich an die Architektur anlehnten, organaufbauend wurden, so daß nichts übrigblieb, als in hohem Maße Musik zu empfinden.**«[4]

6.3.3 Schwere Schicksale

Wohl jeder von uns kennt aus seinem Lebensumfeld den einen oder anderen Menschen, der ein sehr schweres Schicksal zu tragen hat. Denken Sie etwa an ein Kind, das mit einer schweren körperlichen oder ›geistigen‹ Behinderung geboren wurde und das niemals ein normales Leben führen kann. Genauso gut könnte man in diesem Fall an die Eltern denken, deren Los ja auch sehr hart ist. Oder denken Sie an einen Menschen, der Opfer eines Verbrechens oder einer Naturkatastrophe wurde. Oder nehmen wir einen Menschen, der ein Kind durch frühen Tod verliert, oder jemanden, der aufgrund häufiger oder schwerer Krankheiten kaum ein geregeltes und normales Leben führen kann.

Wie sind solch schwere Fälle, solch schwere Schicksale karmisch zu erklären? Hat es überhaupt etwas mit Karma zu tun? Im Grunde hat alles Bedeutsame, was wir in einem Erdenleben erfahren dürfen oder müssen, mit Karma zu tun. Es wäre also schon höchst sonderbar, wenn gerade solch schwere Schicksale nicht mit dem kosmischen Gesetz von Ursache und Wirkung zusammenhingen, sondern etwa einer ›göttlichen Laune‹ oder einem ›Zufall‹ entspringen würden. Man kann diese Dinge nur dann verstehen, wenn man das Karmagesetz kennt und berücksichtigt. Ansonsten müsste man an derart harten Schicksalen geradezu verzweifeln.

Wie wir wissen, gibt es *zwei* karmische Pole: Ursache und Wirkung bzw. Saat und Ernte.

Selbstverständlich ist es möglich, dass ein schweres Schicksal eine karmische *Wirkung* darstellt. Das würde natürlich bedeuten, dass dieser Mensch in seinem letzten oder einem seiner letzten Leben die dazu notwendige *Ursache* selbst geschaffen hat. Was nun genau in einem früheren Leben die Ursache war, lässt sich natürlich nicht angeben. Das müsste schon ein äußerst fähiger Hellseher in einem konkreten Einzelfall erforschen. Dieser Mensch hat in jedem Fall in einem früheren Leben irgendwelche Handlungen begangen, irgendwelche Verhaltensweisen an den Tag gelegt oder bestimmte Eigenschaften besessen, aus denen sich nun ganz gesetzmäßig die karmische Folge ergibt, die sich im jetzigen Leben als ein bestimmtes schweres Schicksal darstellt. Bei dieser ursächlichen Handlung oder Verhaltensweise muss es sich allerdings nicht unbedingt um eine drastische Verfehlung gehandelt haben. Es ist ein unhaltbares und fürchterliches Klischee, dass eine Individualität, die in ihrem Erdenleben ein sehr schweres Schicksal ertragen muss, in einem früheren Leben ein Verbrecher oder ein abgrundtief schlechter Mensch gewesen sein müsse!

Also, die *eine* Möglichkeit ist, dass ein solches Schicksal die Wirkung einer Tat bzw. die Folge von Verhaltensweisen aus einer früheren Inkarnation repräsentiert.

Die *andere* Möglichkeit ist, dass ein schweres Schicksal *keine* karmische Wirkung darstellt, die durch irgendein Verhalten oder irgendeine Tat in einem vorigen Leben hervorgerufen wurde, sondern eine karmische *Ursache*. Diese neue, karmisch unverursachte, aus freiem Willen entsprungene ›Tat‹ stellt dann eine neue, *erste* Ursache dar. Diese wird dann in einem weiteren Leben natürlich eine karmische Wirkung nach sich ziehen. **»Wie in allen Dingen, welche den Menschen betreffen, so darf auch in bezug auf**

Gesundheit und Krankheit die Sache nicht so gefaßt werden, als ob sie ohne weiteres ›Strafe‹ und ›Lohn‹ wären für das, was er, der Mensch, in einem früheren, oder vielleicht gar in ›diesem‹ Leben begangen hat. Es kann zum Beispiel eine Person von einer Krankheit befallen werden, für welche gar keine Ursache nachgewiesen werden kann, weder im früheren, noch in dem gegenwärtigen Leben. Dann tritt die Krankheit gewissermaßen als ein ›erstes‹ Ereignis in den menschlichen Lebenslauf ein, sie ist selbst eine ›erste‹ Ursache. Sie wird dann eben ihre Wirkung in irgendeiner Art in dem folgenden Lebenslauf nach sich ziehen. Das Karmagesetz wirkt unbedingt überall; aber man darf nicht glauben, daß man überall bloß Wirkungen hat, zu denen die Ursachen in der Vergangenheit liegen; ebenso kann man es mit Ursachen zu tun haben, deren Wirkungen in der Zukunft liegen werden.«[5] Wenn nun ein Mensch mit einer Behinderung geboren wird oder wenn er ein anders geartetes schweres Schicksal zu tragen hat, so *könnte* es sich so verhalten, dass er dieses harte, in vielerlei Hinsicht stark beeinträchtigte Leben als eine ganz wichtige Erfahrung benötigt, um dann im nächsten Leben einen großen Entwicklungsschritt machen zu können.

Halten wir also fest: Jedes Schicksal, das uns ereilt, kann entweder eine karmische Wirkung oder aber eine neue karmische Ursache sein. Es wäre also ein fürchterlicher Fehler, wenn jemand denken würde, dass ein schicksalsgeprüfter Mensch dieses Los verdient hätte, weil er es sich aufgrund einer großen Schuld, die er in einer früheren Inkarnation auf sich geladen hätte, selbst zuzuschreiben hätte. Selbst wenn das durch einen Geistesseher im Einzelfall nachgewiesen werden könnte, so wäre diese Sichtweise immer noch äußerst unchristlich. Es wäre auch ein grober Irrtum, wenn jemand kranken oder leidtragenden Menschen nicht jedwede Art von Hilfe zuteil werden ließe, weil er etwa glaubt, sich in dessen Karma nicht einmischen zu dürfen. Das Karma eines anderen wird sich schon erfüllen. Wir aber haben alles zu tun, um sein Karma im günstigen Sinne umzuändern. Die Hilfe, die wir aus freien Stücken einem anderen Menschen angedeihen lassen, eröffnet einen neuen Abschnitt in dessen Schicksal.[6]

Überhaupt kann man durch liebevolle Hilfe und Unterstützung seiner Mitmenschen auch das *eigene* karmische Konto positiv beeinflussen. Es wäre ein absoluter Unsinn, wenn jemand sagen würde, die Menschen, die in Elend leben, hätten dieses verdient, weil sie in einem früheren Leben böse Taten begangen hätten. Heute kann man auf der Welt unsagbar viel Elend sehen. Dieses stellt im Normalfall *keine* karmische Wirkung dar. Ein solches Elend kann für die Menschen, die es erleiden müssen, eine große Erziehung für künftige Inkarnationen sein, in denen sie die Früchte dieses misslichen Lebens ernten können.

Auch wenn einen Menschen ein schweres Unglück trifft, so muss das keineswegs im vorhergehenden Leben durch irgendetwas verursacht worden sein. Es kann durchaus spontan, also als erste Ursache, auftreten; es wird aber seine ausgleichenden Folgen in einem späteren Leben haben. Diese Folgen können sich aber auch schon in dem Leben, das er nach seinem Tod in der geistigen Welt führt, in Form eines anders gestalteten, höheren Bewusstseins zeigen.

Karma ist kein Gesetz, das wir fürchten müssten! Wir sollten ganz im Gegenteil den Schöpfermächten dafür dankbar sein, dass sie dieses in die Weltentatsachen gestellt haben! Ohne das Karmagesetz gäbe es keine allwaltende Gerechtigkeit. Ohne das Karmagesetz könnten wir niemals in unserer Entwicklung voranschreiten. Es erweist uns die Wohltat, dass wir alle begangenen Fehler und Irrtümer wieder gutmachen können und dass wir aus freien Stücken jederzeit neue positive Akzente setzen können. Dass das Walten des Karmas überhaupt in die Welt gekommen ist, verdanken wir dem Christus. **»So erscheint der Christus als diejenige Macht, welche es dem Menschen möglich machte, das Erdendasein in der entsprechenden Weise auszunützen, das heißt, gerade Karma in der entsprechenden Weise zu gestalten. Denn Karma muß auf der Erde ausgewirkt werden. Daß der Mensch die Kraft findet, in dem irdisch-physischen Dasein sein Karma in der entsprechenden Weise zu verbessern, daß er die Möglichkeit bekommt, eine fortschreitende Entwickelung zu finden, das ver-**

dankt er der Wirkung des Christus-Ereignisses, der Anwesenheit des Christus in der irdischen Sphäre.«[7]

Man muss schwere Schicksale, die ein Mensch zu tragen hat, auch noch aus einer anderen Perspektive beleuchten, nämlich aus der der betroffenen Mitmenschen, also der Eltern, Geschwister, Ehepartner usw. In einigen Fällen kann es sich durchaus so verhalten, dass ein Mensch, den ein hartes Schicksal ›trifft‹, dieses vor seiner Inkarnation deshalb *selbst* gewählt hat, um dadurch beispielsweise seine Eltern oder seinen Ehepartner in ihrer Entwicklung zu fördern, auch wenn diese das mit ihrem begrenzten Erdenbewusstsein nicht zu erkennen vermögen. Auch wenn beispielsweise ein Kind mit einer schweren Behinderung zur Welt kommt oder schon sehr früh stirbt, *kann* es so sein, dass dieses sein Schicksal bewusst gewählt hat, um seinen Eltern eine für sie notwendige Aufgabe zu stellen, deren Bewältigung sie in ihrer Entwicklung einen großen Schritt vorwärts bringen kann. Ähnlich wie ein Sportler in seiner Leistungsentwicklung viel besser vorankommt, wenn er im Training sehr hohe Belastungen wählt, kommt auch ein Mensch in seiner geistig-seelischen Entwicklung viel besser voran, wenn er in seinem Erdenleben vor sehr schwierige und belastende Aufgaben gestellt wird.

Auch wenn es nicht gerade immer leicht fallen mag, sollten wir ein schweres Schicksal, das uns trifft, niemals als eine Strafe oder als etwas, was nichts mit uns zu tun hätte und einfach zufällig über uns hereingebrochen wäre, auffassen. Vielmehr sollten wir es als etwas begreifen, das zu uns gehört, das wir selbst gewählt haben und das für unsere geistig-seelische Entwicklung notwendig oder zumindest förderlich ist. **»Es ist sehr schwierig, wirklich die Empfindung zu entwickeln, daß man sein Schicksal mit dem eigenen Ich heranträgt. Wahr ist es aber: wir tragen unser Schicksal mit unserem eigenen Ich heran, und die Impulse bekommen wir nach Maßgabe unserer früheren Inkarnationen in dem Leben zwischen dem Tode und einer neuen Geburt, so daß wir da unser Schicksal selber an uns herantragen. Und wir müssen danach streben, zu-**

sammenzuwachsen mit unserem Schicksal, müssen immer mehr und mehr, statt antipathisch einen schweren Schicksalsschlag abzuwehren, uns sagen: Dadurch, daß dieser Schicksalsschlag dich trifft, das heißt, daß du dich triffst mit dem Schicksalsschlag, dadurch machst du dich in gewisser Beziehung stärker, kräftiger, kraftvoller.«[8]

6.3.4 Geschenke des Schicksals

Wir Menschen sind, solange wir im Erdendasein stehen, regelrecht blind, wenn es darum geht, Einschläge des Schicksals, die uns treffen, richtig zu bewerten. Jemand, der nichts vom Karmagesetz weiß oder wissen will, ist schnell bei der Hand, solche Ereignisse einem blinden, wütenden Zufall oder einem doch nicht so gerechten und liebevollen Gott zuzuschreiben. Viele, die die Karmaidee aufgegriffen haben, sind geneigt, diese Schicksalsschläge *unbedingt* als karmische Wirkung früherer Verschuldungen aufzufassen. Dass die ersten beiden Thesen Unsinn sind und dass die dritte keineswegs immer zutreffend sein muss, haben wir bereits hinreichend erörtert.

Wann immer den Menschen ein schweres Unglück trifft, spricht man von einer »Katastrophe«. Ein Unglück oder ein wie auch immer gearteter Schicksalsschlag ist in der Tat eine Katastrophe. Nur sollten wir verstehen lernen, was die alten Griechen, aus deren Sprachbereich das Wort stammt, mit diesem Begriff meinten. Das Substantiv »Strophe« bedeutet »Wende« oder »Wendung«, die Vorsilbe »Kata« kann mit »abwärts« oder »von oben herab« übersetzt werden. Somit bedeutet »Katastrophe« etwa: »Eine Wendung von oben herab«. In genau diesem Sinne verstanden die Weisen unter den alten Griechen dieses Wort. Eine Katastrophe ist also ein Ereignis, das »von oben herab«, also von den Göttern, geschickt wird, damit das Leben des betroffenen Menschen eine für seine Entwicklung positive Wendung nehmen kann.

Wir haben sogar gesehen, dass es möglich sein kann, dass ein anderer Mensch sich regelrecht opfert, damit uns ein hartes Schicksal treffen kann, an dessen Bewältigung wir wachsen und reifen können. Daran kann man bereits ersehen, dass einige Einschläge des Schicksals, die uns ereilen, regelrecht als ›Geschenke‹ aufgefasst werden können, auch wenn das unserem begrenzten Erdenverstand wie ein Hohn erscheinen mag. Es sollen nun noch weitere konkrete Beispiele für solche Schicksalsgeschenke betrachtet werden.

Wohl jeder von uns ist schon einmal mit einer Krankheit, die uns tage-, wochen- oder gar monatelang ans Bett gefesselt hat, ›beschenkt‹ worden. Während wir krank dalagen, haben wir diese Krankheit sicherlich nicht als Geschenk zu würdigen gewusst. Vielen ist es aber später, nachdem sie wieder genesen waren, klar geworden, wie wertvoll es war, eine Zeit lang ›außer Gefecht‹ gewesen zu sein. Vielleicht haben sie erkannt, dass sie eine ungesunde Lebensweise, die schließlich zu der Krankheit führte, aufgeben sollten. Vielleicht haben sie jetzt eingesehen, dass sie ihren überzogenen beruflichen Ehrgeiz zügeln sollten. Möglicherweise haben sie erkannt, dass sie aus ihrem Alltagstrott ausbrechen und ihrem Leben eine ganz andere Richtung geben sollten. Vielleicht hat die Seele auch nur dieser Ruhe bedurft, um wieder zu sich selbst zu finden, um sich wieder neue Ziele setzen zu können.

Ein Schicksalsgeschenk kann auch dann vorliegen, wenn jemand durch einen Unfall oder eine schwere Krankheit schon an der Schwelle des Todes stand. Viele Menschen, die nach einer solchen Lebenskrise wieder zurück ins Leben finden konnten, berichten, dass sie dieses Ereignis als einen großen Wendepunkt ihres Lebens erkannt haben. Häufig gelingt es ihnen dann aus eigenem Antrieb heraus, ihrem Leben einen neuen Sinn zu geben und es völlig neu zu organisieren. Einige dieser Menschen, die dem Tod schon sehr nahe waren, hatten Nahtod-Erlebnisse, über die man heute viel hören oder lesen kann. Diese kann man durchaus als ein besonders großzügiges Geschenk der geistigen Welt auffassen. Wenn jemand diese erhabenen Erlebnisse hatte, so stand gewissermaßen mit riesigen Lettern vor seinem Seelenauge, dass es noch andere Sphären gibt als die irdische, der er bisher sein ganzes Leben untergeordnet hatte. Nicht wenige Menschen, die zuvor überzeugte Atheisten waren, sind aufgrund ihrer Nahtod-Erfahrungen zu tief gläubigen Menschen geworden, die ihrem Leben von nun an eine ganz andere Zielsetzung gaben.

Wir sollten es vielleicht dazu bringen, bei allen schweren und leidvollen Erlebnissen und Erfahrungen, die uns in unserem Leben treffen, darüber nachzusinnen, was uns ›der Himmel‹ damit sagen möchte, um daraus die richtigen Schlüsse ziehen zu können. Wir sollten uns nicht fragen: »*Warum* ist mir das passiert?«, sondern vielmehr: »*Wozu* ist mir das passiert?«

Die wohl meisten Zeitgenossen wünschen sich nichts sehnlicher, als ein Leben führen zu können, das ihnen vorwiegend Freuden bereitet und sie vor Leiden verschont. Auch Freuden darf man durchaus als Schicksalsgeschenk auffassen. Leiden hingegen können zu einer wichtigen Erkenntnisquelle in der Zukunft werden. »**Freuden sind Geschenke des Schicksals, die Ihren Wert in der Gegenwart erweisen. Leiden dagegen sind Quellen der Erkenntnis, deren Bedeutung sich in der Zukunft zeigt.**«[9] »**Gerade wer Leid und Schmerz erfahren hat, wird immer sagen, daß zwar Freuden und Lust dankbar hingenommen werden, daß man aber die Schmerzen und Leiden nie missen möchte. Alle unsere Weisheit verdanken wir den Leiden und Schmerzen der verflossenen Erdenleben.**«[10]

6.3.5 Zusammentreffen mit Menschen im Erdenleben

Jeder Mensch geht in seinem Leben mehr oder weniger enge und innige Verbindungen mit anderen Menschen ein. Hier ist zunächst einmal an Familienmitglieder wie Eltern, Geschwister, Ehepartner und Kinder, dann aber auch an Freunde, Lehrer, Mitschüler, Arbeitskollegen, Nachbarn usw. zu denken. Man könnte nun fragen, ob es anzunehmen sei, dass man diese Menschen bereits aus einem früheren Leben kenne.

Diese Frage muss deutlich bejaht werden. Die Tatsache, dass wir in vielen Leben *weitgehend* immer wieder mit denselben menschlichen Individualitäten zusammenkommen, stellt geradezu eine karmische Notwendigkeit dar. In jedem Leben verschulden wir uns in irgendeiner Form an unseren Mitmenschen. Auch unsere Mitmenschen bleiben uns in jedem Leben vieles schuldig. Wer von uns hätte, als ein naher Verwandter oder Freund gestorben ist, nicht schon einmal das Gefühl gehabt, dass zwischen ihm und uns noch etwas Wichtiges unausgesprochen, dass noch eine ›Rechnung‹ offen geblieben wäre! Es muss sich hierbei keineswegs immer um eine gewichtige Verschuldung handeln, die jedem sofort als solche deutlich werden müsste. Es kann sich etwa um die Einsicht handeln, dass wir dem anderen nicht genügend Aufmerksamkeit und Zuneigung geschenkt haben oder dass wir ihn nicht genügend unterstützt und gefördert haben. Eine Verschuldung gehen wir nicht nur dadurch ein, dass wir Handlungen *begehen*, die einem anderen schaden, sondern viel häufiger dadurch, dass wir Handlungen *unterlassen*, die einen anderen fördern könnten. Dieses Schuldigwerden erfordert, dass wir in einem nächsten Leben die Möglichkeit bekommen, für einen Ausgleich zu sorgen. Die Verschuldungen, die wir einer Individualität gegenüber aufweisen, können wir auch nur im irdischen Zusammenleben mit dieser wieder gutmachen. Im Leben in der geistigen Welt zwischen Tod und neuer Geburt werden uns alle Versäumnisse deutlich. Allerdings können wir sie *dort nicht* ausgleichen.

Je enger wir mit einem Menschen zusammenleben, desto größer sind die Möglichkeiten, ihm gegenüber schuldig zu werden oder ihm seine Schulden ›zurückzuzahlen‹. Somit ist es der absolute Normalfall, dass wir beispielsweise unsere Eltern, Geschwister, Ehepartner, Kinder und guten Freunde bereits aus vielen Leben ›kennen‹ und noch in vielen weiteren Leben treffen werden. Das heißt natürlich nicht, dass wir in früheren oder zukünftigen Leben mit diesen Individualitäten wieder in der gleichen Beziehung stünden. So wäre es etwa möglich, dass diejenige Individualität, die im jetzigen Leben unser Vater ist, in einem folgenden Leben unsere Tochter, unser Ehepartner oder unser Freund wird.

Freilich kommen wir in jeder Inkarnation auch mit Menschen zusammen, mit denen wir *bisher* nicht karmisch verstrickt waren. Durch unser jetziges Zusammentreffen werden aber neue karmische Ursachen gelegt, die es notwendig machen, dass wir diesem Menschen in späteren Inkarnationen wieder begegnen werden.

6.3.6 Die Lebensaufgabe

Auch wenn wir in diesem Buch nicht detailliert auf das nachtodliche Leben des Menschen eingehen können, so soll hier doch ein kurzer Hinweis erfolgen, der zum Verständnis dessen, was in diesem Kapitel geschildert wird, notwendig ist.

Während der Mensch, der durch die Pforte des Todes geschritten ist, zunächst eine Phase durchläuft, in der er ganz wesentlich damit beschäftigt ist, sein abgelegtes Leben zu verarbeiten, wird er in einer gewissen Zeitspanne vor der neuen Inkarnation bestrebt sein, sein neues Leben zu ›planen‹. Die Seele ist jetzt natürlich viel weiser und weitsichtiger als im Erdenleben. Sie weiß nun, was im letzten Leben nicht so gut gelaufen ist und wird ernsthaft bestrebt sein, im neuen Leben solches zu erleben und zu erfahren, was zu einer positiven Weiterentwicklung führen kann. Die Seele weiß nun insbesondere, welche Erlebnisse sie haben und welche Erfahrungen sie machen muss, um ihre alten Verschuldungen karmisch ausgleichen und um in ihrer Evolution voranschreiten zu können. Sie entwirft im Verein mit hohen und erhabenen geistigen Wesen (☞ Anhang A.1, Tabelle 2, S. 135ff.) und auch mit den Seelen anderer Verstorbener aus ihrem Schicksalskreis einen Plan für ihre neue Inkarnation. Freilich wird sie ihr Erdenleben nicht in allen Einzelheiten, sondern eher in groben Zügen planen. Sie nimmt sich auch vor, ihrem neuen Leben ein ganz bestimmtes Ziel zu geben.

Sie stellt sich eine Aufgabe, die sie erfüllen muss und auch erfüllen *will*, um in ihrer Entwicklung, in ihrer geistig-seelischen Evolution vorwärts zu kommen.

Diese Aufgabe nennt man *»Lebensaufgabe«* oder *»Sendung«*. Das Karma beinhaltet dann auch diese Lebensaufgabe. *»Denn eine Lebensaufgabe ist eine Schicksalsfügung des Menschen, sie ist der karmische Kern der Individualität für das vorliegende Leben und birgt alle Schicksalsbeziehungen zu jenen Menschen, die mit dieser Lebensaufgabe zu tun haben.«*[11]

Der Normalfall dürfte wohl der sein, dass sich eine Seele in der vorgeburtlichen Zeit *mehrere* Aufgaben vornimmt, wobei häufig eine als *zentrale* Sendung bezeichnet werden kann.

Wie könnte eine solche Aufgabe aussehen? Nun, das lässt sich so pauschal kaum beantworten. Fest stehen dürfte, dass diese Aufgaben individuell sehr verschieden sind. Sie müssen ganz genau auf die Bedürfnisse der einzelnen Seele zugeschnitten sein. Sie müssen so gestaltet sein, dass ihre Erfüllung diese individuelle Seele weiterbringt und vielleicht sogar zum Segen vieler anderer Menschen werden kann. Wenn mehrere Menschen ein fremdes Land bereisen, so stellen diese sich auch völlig unterschiedliche Aufgaben, was sie in diesem Land zu tun gedenken, Aufgaben, die ihren individuellen Interessen, Neigungen und Bedürfnissen, aber auch ihren spezifischen Fähigkeiten entsprechen oder ein bestimmtes Ziel erreichen lassen. Der eine nimmt sich vielleicht vor, viel zu fotografieren oder zu filmen, um nach seiner Rückkehr das Gesehene den Daheimgebliebenen vorführen zu können. Ein anderer setzt sich zum Ziel, seine Sprachkenntnisse aufzufrischen oder zu vertiefen. Wieder ein anderer möchte vielleicht Land und Leute kennenlernen.

Bei den Lebensaufgaben muss es gewiss nicht immer um die ganz großen, heroischen Taten gehen. Es muss nicht unbedingt darum gehen, dass sich die Seele vornimmt, im Bereich der Wissenschaften Großes zu leisten oder daran mitzuwirken, das viele Elend dieser Welt zu lindern. Die Aufgaben müssen zu dem passen, was die Seele sich bisher an Erfahrungen und Reife erworben hat. Die meisten Seelen sind noch nicht so weit, dass sie bereit wären, sich in einem Leben ganz in den Dienst der Menschheit zu stellen, wie es beispielsweise eine *Mutter Teresa* oder ein *Albert Schweitzer* getan haben. Umgekehrt kann es sicherlich für eine Seele auch keinen Sinn ergeben, sich auf einem Gebiet – zum Beispiel einer bestimmten Kunstrichtung – auszuleben, wenn sie dies in früheren Inkarnationen schon getan hat. Diese Erfahrungen hat sie schon gesammelt. Eine neuerliche intensive Beschäftigung mit diesem speziellen Bereich würde diese Seele vermutlich nicht mehr weiterbringen. Natürlich muss eine Lebensaufgabe auch karmisch passend sein. Es kann nur etwas fortgeführt werden, was in einer früheren Inkarnation veranlagt wurde. Im *Extremfall* kann es für eine Seele in einem Erdenleben sogar im Wesentlichen nur darum gehen, eine ganz bestimmte gravierende karmische Schuld abzutragen bzw. auszugleichen.

Für eine Durchschnittsseele sind es eher die kleinen, unscheinbaren Dinge, die sie sich zur Aufgabe macht. Ein Mann, der sich im Übrigen nicht sonderlich mit spirituellen Themen befasst, erzählte einmal, dass er in seinem Beruf schon bei vielen Firmen gearbeitet habe. In jeder Firma habe er sehr gute Leistungen erbracht. Er sei immer davon überzeugt gewesen, viel besser und fähiger als seine Kollegen und einige seiner Vorgesetzten gewesen zu sein. Dennoch habe man ihn immer übergangen, wenn Beförderungen anstanden. Abschließend meinte er: »Ich glaube, ich bin wohl dazu bestimmt, unten zu bleiben und das zu tun, was andere mir auftragen.« Möglicherweise hat dieser Mann seine Lebensaufgabe messerscharf erkannt. Vielleicht war er in früheren Leben eine sehr dominante Führernatur, so dass er in diesem die Erfahrung eines sich unterordnenden Menschen, eines Dieners machen muss.

Lebensaufgaben müssen auch keineswegs eine ganz klar umrissene Struktur aufweisen. Sie sind schließlich keine Klassenarbeiten oder Klausuren. So ist es durchaus denkbar, dass eine Seele sich bisher vorwiegend in geordneten, überschaubaren Verhältnissen verkörpert hat. Sie verkörperte sich dabei in einer menschlichen Persönlichkeit, die ihr privates und berufliches Leben im Griff hatte, die alles auf die Reihe bekam. Damit diese nun auch einmal die andere Seite der Medaille erfahren kann, könnte sie sich die Aufgabe gestellt haben, in ein Leben einzutauchen, in dem es eher chaotisch zugeht, in dem sie nicht alles in den Griff bekommen kann. Um ein Beispiel zu haben, könnte man da an eine alleinerziehende Frau denken, der die Arbeit, die ihr ihre Kinder und ihr Haushalt machen, über den Kopf zu wachsen droht. Auch so etwas Banales kann sehr wohl eine Lebensaufgabe sein.

Man könnte auch an recht extreme Beispiele denken. So ist es durchaus möglich, dass eine Seele sich nur deshalb verkörpert, um erneut das Eintauchen in die Materie zu erfahren, um sich dann – vor, während oder kurz nach der Geburt – wieder in die geistige Welt zurückzuziehen. Wie wir schon erörtert haben, könnte es sich auch so verhalten, dass sich eine Seele regelrecht opfert, um dadurch den Eltern eine für sie notwendige Erfahrung zu schenken, an der sie wachsen können. Wenn ein Kind mit einer Behinderung geboren wird, so könnte es durchaus aber auch sein, dass die Seele sich das in der geistigen Welt vorgenommen hat, um in einem solchen Leben recht radikale Erfahrungen machen zu können, die sie letztlich einen entscheidenden Schritt in ihrer Entwicklung voranbringen können.

Man kann immer wieder von Menschen hören oder lesen, denen ihre Lebensaufgabe – bisweilen schon in sehr jungen Jahren – als eine Ahnung oder verschleierte Gewissheit aufdämmert. Ein besonders markantes Beispiel für diese Tatsache soll aus dem Buch *»Was Engel uns heute mitteilen wollen«* von *Irene Johanson*, Priesterin der Christengemeinschaft, zitiert werden: *»Das Kind einer bürgerlichen Familie wurde von einem christlichen Priester getauft, der ein bekannter Indologe und ein Kenner des Buddhismus war. Nach der Taufe sagte er zu den Eltern: ›Dieses Kind wird einmal eine Brücke bauen zwischen Ost und West.‹ Es war* *der einzige Sohn seiner Eltern, und es war ihnen gar nicht angenehm, sich vorzustellen, dass ihr Kind womöglich einmal sehr weit von ihnen entfernt leben würde. Sie sagten dem Knaben darum nichts von den Worten des Priesters.*

Als das Kind mit fünf Jahren im Gespräch der Erwachsenen das Wort ›Japan‹ auffing, rief es: ›Japan, da bin ich zuhaus'.‹ Der Vater meinte nur, er wisse doch gar nicht, wo Japan liege. Das irritierte den Knaben, und er sagte nichts mehr. Aber mit 13 Jahren begann er, Japanisch zu lernen. Nach dem Abitur bekam er in Bonn eine Anstellung an der japanischen Botschaft. Er fuhr zum ersten Mal nach Japan und merkte gleich, wie wahr sein Wort aus Kindermund gewesen war. Er wurde der erste europäische Meister in der zenbuddhistischen Teezeremonie. Er kam nach Deutschland zurück und teilte seinen Eltern mit, dass er den Ruf an die Waseda-Universität in Tokio angenommen habe, um dort als Deutschprofessor bis zu seinem 70. Lebensjahr zu wirken. Erst auf dem Bahnhof beim Abschied von seinen Eltern erzählten ihm diese, was der Priester nach seiner Taufe zu ihnen gesagt hatte.

Nun begann sich das Schicksal zu erfüllen, und der junge Mann fühlte sich ganz und gar identisch damit. Er verband sich tief mit der japanischen Kultur und mit den Wurzeln dieses Volkes. Er war wohl selber als Individualität schon mit diesen Wurzeln verbunden gewesen. In diesem Leben vermittelte er dem japanischen Wesen ein Christentum, das die spirituellen Tatsachen, die im Buddhismus leben, einbezieht. Und Europäern vermittelte er einen Buddhismus, der sich seit Buddhas Zeiten im Sinne des Christuswirkens weiterentwickelt hat. Er wurde als überzeugter Christ buddhistischer Priester. Darin erlebte er seine Identität, die schon bei seiner Taufe vom Taufenden wahrgenommen worden war. Die Engelsführung geht über alle konfessionellen Grenzen hinaus. Das war die unausgesprochene Botschaft dieses Erdenlebens.«[12]

Selbstverständlich kann auch der Beruf, den ein Mensch wählt, ganz wesentlich mit seiner Lebensaufgabe zu tun haben. Damit soll natürlich nicht gesagt sein, dass sich die Seele schon im

Vorgeburtlichen vornimmt, später genau diesen oder jenen und keinen anderen Beruf zu ergreifen. Dennoch ist es häufig so, dass ein bestimmter Beruf am besten geeignet ist, um die Lebensaufgabe erfüllen zu können.

Bis vor einigen Jahrzehnten hat man den Begriff »Beruf« noch als etwas aufgefasst, zu dem man sich *berufen* fühlte. Schon im Schüleralter wussten viele ganz genau, welcher Beruf für sie der passende ist. Möglicherweise hatte man noch eine instinktive Ahnung, dass man sich für diese Tätigkeit in der geistigen Welt entschieden hatte. Einen solchen Beruf übten die meisten Menschen bis zum Erreichen des Rentenalters aus, ohne ihre Entscheidung jemals in Frage gestellt zu haben.

Heute verwendet man in der Alltagssprache kaum noch den Terminus »Beruf«. Vielmehr spricht man von »Job«. Mit diesem ist im Grunde eine ganz andere Bedeutung verbunden. Einen Job nimmt man an, weil man vielleicht nicht weiß, welche Tätigkeit eigentlich zu einem passt oder weil dieser besonders lukrativ ist. Einen Job wird man häufig wechseln, sofern man einen anderen findet, der besser dotiert ist. Es gibt heute nur noch wenige Berufe, zu denen sich viele, die sie ausüben, wirklich berufen gefühlt haben. Hier ist insbesondere an Priester, Ärzte und Lehrer zu denken.

Da in unserer Zeit die wohl weitaus meisten Menschen keinen Beruf ausüben, sondern einem Job nachgehen, treten immer mehr Probleme auf, die man früher nicht kannte. Etliche Menschen sind mit ihrer Tätigkeit unzufrieden, fühlen sich mit dem, was sie Tag für Tag machen, unbefriedigt, was zu psychischen Störungen bis hin zum Burnout führen kann. Mit einem ähnlichen Phänomen hat man es bei der Midlife Crisis, in die heute insbesondere viele Männer im vierten oder fünften Lebensjahrzehnt fallen, zu tun. Diese muss nicht unbedingt, zumindest nicht zwangsläufig damit zusammenhängen, dass man mit seiner beruflichen Tätigkeit unzufrieden ist. Vielmehr haben diese Menschen ganz allgemein das Gefühl, dass ihr bisheriges Leben sie nicht befriedigt oder gar glücklich gemacht hat.

In beiden Fällen ist es häufig so, dass es in der Seele rumort. In ihren Seelentiefen spüren diese Menschen, dass sie ihrer Lebensaufgabe bisher nicht gerecht geworden sind. Freilich wird ihnen das nicht bewusst, da sie vermutlich gar nicht ahnen, dass sie sich schon vor ihrer Geburt etwas Bestimmtes vorgenommen haben.

Auf die Frage, was das Wichtigste im Leben sei, antworten die meisten Zeitgenossen stereotyp: »Natürlich die Gesundheit!« Dem könnte man nun entgegnen: »Falsch! Das Wichtigste im Leben ist, dass wir unserer Lebensaufgabe gerecht werden. Dazu sind wir auf dem physischen Plan angetreten.« Gesundheit ist allenfalls häufig eine Voraussetzung dafür, dass wir unsere Lebensaufgabe erfüllen können.

Es gibt Menschen, denen es am Lebensende, wenn sie unbefangen auf ihr Leben zurückblicken, zu erkennen gelingt, dass diesem ein Plan zugrunde lag.
So schrieb der deutsche Lyriker *Karl Ludwig von Knebel* (1744 bis 1834), der häufig als »Urfreund« Goethes bezeichnet wird, sechs Wochen vor seinem Tod im Rückblick auf sein Leben über die innere Stimmigkeit des Schicksals, durch die sich das menschliche Leben als eine sinnvolle Ganzheit erkennen lässt: *»Man wird bei genauerer Beobachtung finden, daß in dem Leben der meisten Menschen sich ein gewisser Plan findet, der, durch eigene Natur, oder durch die Umstände, die sie führen, ihnen gleichsam vorgezeichnet ist.*
Die Zustände ihres Lebens mögen noch so abwechselnd und veränderlich sein, es zeigt sich doch am Ende ein Ganzes, das unter sich eine gewisse Übereinstimmung bemerken läßt. Ich habe dieses, bei meinem hohen Alter, unter den mancherlei Umständen, die mein Leben leiteten, sonderlich bemerkt. Es ist nicht meine Absicht, und würde sich eben auch nicht sonderlich belohnen, solche einzeln hier anzuführen; aber wenn ich nun zusammenrechne, was mein und der Meinigen Los im Leben also gewürfelt hat, so finde ich in dem Fazit meist überall vollkommene Übereinstimmung.

Die Hand eines bestimmten Schicksals, so verborgen sie auch wirken mag, zeigt sich auch genau, sie mag nun durch äußere Wirkung oder innere Regung bewegt sein; ja, widersprechende Gründe bewegen sie oftmals in ihrer Richtung. So verwirrt der Lauf ist, so zeigt sich doch immer Grund und Richtung durch.«[13]

6.3.7   Einwirken des Schutzengels

Wir wollen in diesem Abschnitt der Frage nachgehen, welche ›Instanz‹ es ist, die unser Schicksal leitet und die Karl Ludwig von Knebel als »verborgene Hand des Schicksals« bezeichnete.

Dazu müssen wir zunächst ein wenig ausholen.

Wenn man etwas intimer und genauer auf sein ganz alltägliches Leben schaut, so wird einem aufgehen, wie vielen Erlebnissen und Begebenheiten man Tag für Tag *entgeht*. Stellen Sie sich etwa vor, dass ein Mann eines Morgens wenige Minuten später zur Arbeit fährt, als er das gewöhnlich zu tun pflegt. Die Gründe für diese Verspätung können ganz banaler Natur sein. Vielleicht hat er seinen Autoschlüssel verlegt und diesen erst suchen müssen. Vielleicht hatte er plötzlich den Wunsch, noch eine weitere Tasse Kaffee zu trinken. Vielleicht haben seine Kinder ihn noch mit Fragen oder Wünschen aufgehalten. Vielleicht ist sein Auto nicht gleich angesprungen. Wir sind es ja nicht gewöhnt, auf solche intimen Dinge Acht zu geben. Aber wenn man das macht, so könnte man sich fragen, was alles hätte passieren *können*, wenn er pünktlich losgefahren wäre. Möglicherweise ist dieser Mann durch seine Verspätung vor großem Schaden bewahrt worden. Vielleicht ist er einem schweren Verkehrsunfall entgangen.

Jeden Tag erwarten den Menschen unzählige Ereignisse, die eintreten *könnten*. Die meisten treten eben deshalb nicht ein, weil wir bestimmte Dinge zu ganz bestimmten Zeitpunkten machen, oder aber, weil wir sie unterlassen. Die *Wirklichkeiten*, die wir ganz konkret erleben, bilden nur einen verschwindend geringen

Ausschnitt aus den *möglichen* Erlebnissen, die wir haben *könnten*.
»Wenn wir uns ein bißchen mit einem Gefühl davon durchdringen, was für ein kleiner Teil die Welt der physischen Wirklichkeiten von dem ist, was wir erleben könnten, wie unsere Welt der Erlebnisse nur ein herausgeschnittenes Stück der Möglichkeiten ist, dann kann uns das den ungeheuren Reichtum, das Sprudelnde des geistigen Lebens nahelegen, das hinter unserem physischen Leben ist.«[14]

Um in unserem Beispiel zu bleiben, wäre es natürlich auch möglich, dass dieser Mann wegen seiner Verspätung etwas für ihn sehr Positives erlebt. Möglicherweise hat er gerade dadurch einen Menschen treffen können, der sich für sein weiteres Leben als sehr hilfreich erweist. Wenn man Menschen erzählen lässt, hört man sehr häufig, auf welch merkwürdigen Wegen diese gute Freunde oder insbesondere Ehepartner kennengelernt haben. Damit dieser erste Kontakt zustande kommen konnte, waren oftmals die unglaublichsten Umstände und Verwicklungen nötig.

Auch etwas Ähnliches wie das, was in der folgenden kleinen Geschichte berichtet werden soll, haben viele Menschen schon erlebt: Eine Frau saß am Steuer ihres Autos, mit dem sie in angemessener Geschwindigkeit über eine Landstraße fuhr. Weit und breit war kein anderes Fahrzeug zu sehen. Die Straßen- und Witterungsverhältnisse mahnten ebenfalls nicht zu besonderer Vorsicht. Plötzlich durchzuckte die Frau ein ›Impuls‹, der ihr riet, langsamer zu fahren. Obwohl es keine erkennbare Veranlassung gab, trat sie leicht auf die Bremse. Unmittelbar danach sah die Frau, dass wenige Meter vor ihr ein Auto aus einem kleinen Seitenweg, den sie vorher nicht sehen konnte, ohne auf die Vorfahrt zu achten, in die Hauptstraße einbog, auf der sie fuhr. Hätte die Frau nicht leicht gebremst, wäre sie voll mit diesem Fahrzeug kollidiert!

Man macht sich im Leben normalerweise nie so richtig klar, welche Folgen und Auswirkungen etwa an einem Unglücksfall mit tödlichem Ausgang hängen, je nachdem, ob er wirklich eintritt oder aber nur im Bereich der Möglichkeiten verschleiert bleibt. Stellen Sie sich etwa vor, ein Mann hätte vor einigen Jahrzehnten, als er frisch verheiratet und noch in seinen jungen Jahren war, ein Flugzeug verpasst, weil er beispielsweise auf dem Weg zum Flughafen in einen Stau geraten ist. Nun stürzt das Flugzeug, das ohne ihn losflog, ab. Hätte er das Flugzeug erreicht, wäre er unter den Toten gewesen. Da ihm also dieses Schicksal erspart geblieben ist, konnte er sein Leben weiterführen. Er bekam Kinder und später Enkel. Alle diese Nachkommen wären niemals *in dieser Form* auf der Erde erschienen, wenn er damals den Flieger erreicht hätte. Was haben nun diese Nachkommen – und natürlich auch er selbst – in all dieser Zeit an Taten und Handlungen in die Welt geschrieben! Wie hat sich durch ihre Existenz das Karma der Welt verändert! Wäre er bei dem Absturz ums Leben gekommen, hätte seine Frau vielleicht erneut geheiratet und dann ›andere‹ Kinder bekommen. Alle Spuren, welche diese hinterlassen hätten und alle Schicksalsfäden, die diese gesponnen hätten, sind heute in der Welt nicht vorhanden.

Das Spektrum der wirklich eingetretenen Ereignisse ist geradezu armselig gegenüber dem, das möglich gewesen wäre. Jeder Mensch *könnte* unsagbar viel mehr erleben, als er *wirklich* erlebt. In unserer heutigen Zeit scheinen immer mehr Menschen ein Gespür für diese Thematik zu bekommen, was man nicht zuletzt daran ablesen kann, dass in den letzten Jahrzehnten einige Romane und Filme entstanden sind, die diese aufgreifen.

Wir haben ja schon gesehen, dass es karmisch notwendig ist, in unserem Leben mit ganz bestimmten Menschen zusammenzukommen, auch mit solchen, die nicht zu der Familie gehören, in die wir hineingeboren werden. Denken Sie etwa an Ehepartner oder gute Freunde, aber auch an solche Mitmenschen, zu denen wir ein eher schwieriges Verhältnis haben. Nun ergibt sich aber ein riesengroßes Problem: Wir können uns weder an unser letztes Erdenleben noch an unsere vorgeburtliche Zeit in der geistigen Welt erinnern. Somit haben wir auch keine Ahnung, dass irgendwo auf der Erde ein Mensch lebt, mit dem wir zusammenkommen sollen. Jetzt kommt uns unser Schutzengel zu Hilfe, der für uns den Zusammenhang zwischen unseren Inkarnationen festhält und der weiß, dass wir diesem Menschen begegnen müssen. Der Engel ist die ›Instanz‹, die Karl Ludwig von Knebel als »verborgene Hand des Schicksals« bezeichnete.

Unser Engel wird uns auf sehr subtile, kaum wahrnehmbare Weise führen und mit diesem Menschen zusammenbringen. Da wir das nicht bemerken, neigen wir natürlich zu der Auffassung, dass es sich entweder um unsere eigene Entscheidung oder aber um eine ›Verkettung von Zufällen‹ gehandelt hätte, wenn wir etwa unseren Ehepartner oder besten Freund auf ›wundersame Weise‹ kennengelernt haben oder wenn wir uns doch dazu entschlossen haben, eine bestimmte Arbeitsstelle anzunehmen, obwohl wir eigentlich mit einer ganz anderen geliebäugelt hatten.

Unser Schutzengel ist es auch, der uns auf ebenfalls häufig sehr unterschwellige Art davor bewahrt, in ein Unglück zu geraten, das uns karmisch *nicht* bestimmt ist. Auch wenn es darum geht, unsere Lebensaufgabe anzupacken, von der wir ja ebenfalls nichts mehr wissen, ist unser Engel wieder bereit, uns den einen oder anderen zarten ›Schubser‹ zu geben. Unter Umständen können auch die Verstorbenen in ähnlicher Weise Einfluss auf das Leben der Menschen, die zu ihrem Schicksalskreis gehören, nehmen. Unser Engel kann uns vor einem karmisch nicht notwendigen Unglück bewahren, weil er auch die möglichen Ereignisse, die uns verschleiert bleiben, überblicken kann. Er kann also genau wissen, welche Folgen auf uns zukommen, je nachdem, welche Entscheidungen wir treffen.

Fragen wir uns noch, wie wir bemerken können, dass unser Engel uns vor etwas bewahren oder mit einem Menschen, dem wir begegnen müssen, zusammenbringen will. Natürlich dürfen wir nicht erwarten, dass er in einer Weise zu uns spricht, dass es unsere Ohren vernehmen könnten. Wenn man aber sorgfältig auf sein Inneres achtgibt, kann man etwas wahrnehmen – wir wollen es zunächst ganz pauschal ein ›Etwas‹ nennen –, was man üblicherweise nie wahrnimmt. Dieses Etwas kann ein Gedanke, eine Idee oder ein Impuls sein, der einem empfiehlt, etwas bestimmtes zu tun oder zu unterlassen. Oft nimmt man es auch als ein Gefühl oder eine Empfindung wahr, die sich von den Gefühlen und Empfindungen, die man gewöhnlich hat, unterscheiden, die eine ganz andere Qualität haben. Diese Eingebungen kommen fast immer ganz urplötzlich und unvermittelt und haben oftmals mit dem, über das man gerade nachgedacht hat, nichts zu tun. Manchmal erscheinen sie einem sogar unsinnig oder zumindest unlogisch. Sie haben aber eine solche Kraft und Eindringlichkeit, dass man sie meistens befolgen wird.

Oftmals ist es auch so, dass unser Engel uns einen Impuls gibt, während wir im Schlaf mit ihm zusammen sind. Wenn wir eine wichtige Frage, die uns bewegt, ›überschlafen‹ haben, finden wir am nächsten Tag häufig die richtige Antwort, die zu einer angemessenen Entscheidung führen kann. In unsere Träume vermag er ebenfalls hineinzuwirken. Häufig ist es so, dass wir uns nach dem Aufwachen an solche Träume noch bestens erinnern können und das Gefühl haben, dass diese eine Botschaft enthielten, die wir aber leider nicht immer deuten können.

Wir sollten uns viel öfter bewusst machen, dass der Schutzengel, unser ›unsichtbarer Freund‹, *immer* an unserer Seite ist, besonders wenn wir vor oder in einer entscheidenden Situation unseres Lebens stehen. Er ist immer bereit, uns zu helfen. Natürlich darf man das nicht so trivial auffassen, als ginge es ihm ausschließlich darum, uns vor Schaden und schlimmen Erfahrungen zu behüten. Vor solch unangenehmen Erlebnissen wird er uns nur dann bewahren, wenn diese *nicht* in unserem Karma liegen. Unangenehme Erlebnisse, die in unserem Karma liegen bzw. zur Erfüllung unserer Lebensaufgabe dienen, stellen ja notwendige Erfahrungen für uns dar, die uns in der geistig-seelischen Evolution weiterbringen sollen. Wenn unser Engel uns vor einem solchen karmisch notwendigen Ereignis bewahren würde, würde er gegen unsere Interessen handeln, auch wenn diese uns nicht bewusst sind. Er kann uns aber Kraft, Mut und Stärke verleihen, dass wir schwere Situationen mit Gelassenheit und Vertrauen durchstehen können. Wenn wir das soweit annehmen können, sollten wir uns viel häufiger mit

Gedanken der Dankbarkeit und der Liebe an unseren Engel wenden. Es ist für ihn sehr wichtig, dass er sich von uns angenommen weiß.

Man sollte sich die Sache aber nicht so vorstellen, dass es sich immer und ausschließlich um das Einwirken unseres Schutzengels handelt, wenn wir in eine Situation geraten, die für uns karmisch notwendig ist. So sind es beispielsweise auch unsere *Neigungen*, die wir als eine karmische Wirkung mit ins Leben gebracht haben, durch welche die *Gelegenheiten* herbeigerufen werden, die unser Schicksal bilden können. Das kann einem durchaus plausibel erscheinen, wenn man bedenkt, wie stark es doch von unseren Neigungen oder Interessen abhängig ist, mit welchen Menschen wir verkehren, wie wir mit ihnen umgehen, welche Orte oder Veranstaltungen wir aufsuchen usw.[15]

Jeder Mensch bringt einen unbewussten Drang mit ins Erdenleben, sein Karma ausleben zu können. Dieses unbewusste Gefühl kann als »spiritueller Hunger« bezeichnet werden. Dieser Hunger drängt ihn unbewusst in die Situationen, die ihn zu karmisch notwendigen Ereignissen, Erlebnissen oder Erfahrungen führen können.[16] Der Engel braucht also häufig nur noch einen ganz kleinen Anstoß zu geben.

6.3.8 Krankheiten – Heilbarkeit und Unheilbarkeit

Die wahren geistigen Ursachen für eine Krankheit wurden häufig von uns selbst im letzten Erdenleben veranlagt. Oftmals sind es schlechte Gewohnheiten oder unedle Charaktereigenschaften aus der vorigen Inkarnation, die im jetzigen Erdenleben zu einer Disposition für Krankheiten – namentlich für Infektionskrankheiten – führen können.

Früher – und zum Teil sogar noch heute – glaubte man, es wäre der ›Teufel‹, der den Menschen die Krankheiten bringt, um sie zu drangsalieren und sie vom Glauben abzubringen. Das ist natürlich ein Aberglaube! In Wirklichkeit sind es vielmehr die ›guten Götter‹, also die Wesen der Engelreiche, welche die Krankheit bringen.

Wie bereits geschildert können Krankheiten auch unverursacht auftreten, so dass durch sie eine *erste Ursache* in das Karma des Menschen hineinkommt, die dann in einem späteren Leben ihren Ausgleich finden wird. In den wohl meisten Fällen haben sie aber eine Ursache, die in einem früheren Leben liegt. Krankheiten sind in der Tat Gaben der guten Götter, die sie uns im Hinblick auf einen karmischen Ausgleich oder als Hilfe zu unserem Fortschreiten auf dem geistig-seelischen Felde zusenden.

Also die Ursache dafür, dass uns eine Krankheit ereilt, haben wir in vielen Fällen in einer früheren Verkörperung selbst gelegt. Natürlich kann diese Krankheit, welche diese Verirrung ausgleicht und somit für uns sehr förderlich ist, nicht ohne geeignete Auslöser zum Ausbruch kommen. Da wir in unserer vorgeburtlichen Zeit in der geistigen Welt ungleich weiser sind als im Erdenleben, wissen wir, dass uns, wenn wir wieder auf dem physischen Plan erscheinen, eine gewisse Krankheit treffen soll. Während wir zusammen mit hohen und erhabenen Engelwesen (☞ Anhang A.1, Tabelle 2, S. 135ff.) in dieser Zeit unser nächstes Leben in groben Zügen planen, werden wir uns beispielsweise Vorfahren wählen, welche uns die Disposition für diese Krankheit vererben können oder wir werden uns etwa in einer Gegend inkarnieren, in der wir am ehesten auf die notwendigen Krankheitserreger stoßen können usw. Natürlich kann es auch sein, dass der Mensch dann später aus einem inneren Drang heraus erst die Gegend aufsucht, in der die entsprechenden Erreger verbreitet sind. Häufig wird der Mensch durch eine höhere Vernünftigkeit zu den Gelegenheiten geführt, die ihm eine für seine Evolution notwendige Krankheit bringen können. Das Durchmachen der betreffenden Krankheit ist so etwas wie ein ›Erzieher‹, der uns in der Entwicklung vorwärts bringt.

Aber nicht nur das Auftreten einer Krankheit hat mit Karma zu tun, sondern auch die Entscheidung, ob es zu einer Heilung kommen wird oder nicht. Es gibt eine ganze Reihe von Krankheiten, die zwar als unheilbar gelten, unter günstigen Umständen aber dennoch geheilt werden können. Denken Sie etwa an Krebs. In vielen Fällen wird diese Krankheit schon recht bald zum Tode führen. In manchen Fällen tritt jedoch eine Heilung ein, und der betreffende Mensch stirbt dann erst im hohen Alter – vielleicht an Altersschwäche. Auf der anderen Seite gibt es zahlreiche Krankheiten, die in eher seltenen Fällen tödlich verlaufen. Dennoch gibt es Menschen, die daran sterben.

Selbstverständlich liegt es im Karma des Erkrankten, ob es – unabhängig von der konkreten Krankheit und den veranlassten Therapien – zu einer Heilung kommt oder nicht. Die Krankheit hat den Menschen ja ereilt, um ihn zu fördern und ihn in seiner geistig-seelischen Entwicklung vollkommener zu machen. Zu einer Heilung wird es nur kommen, wenn sie ›Sinn‹ macht. Sinn macht sie, wenn der Geheilte durch die neuen Kräfte, die er sich durch die Krankheit und deren Überwindung errungen hat, in diesem Leben noch weiterkommen und zum eigenen Nutzen und dem anderer Menschen wirken kann.

6.3.9 Karma und Freiheit – kein Widerspruch!

Nach allem bisher Gesagten *scheinen* das Gesetz vom Karma und die damit eng verbundene individuelle Lebensaufgabe mit der menschlichen Freiheit nur schwer vereinbar zu sein. Man könnte den Eindruck gewonnen haben, dass letztlich alles vorherbestimmt wäre. Dass Karma und Freiheit sich nicht widersprechen, soll im Folgenden zu zeigen versucht werden.

Es könnte etwa der Anschein erweckt worden sein, dass man in seinem ganzen Leben zu kaum noch etwas anderem kommen könne, als seine karmischen Wirkungen, die in früheren Leben verursacht wurden, ›auszubaden‹. Das ist aber ganz gewiss nicht der Fall. Das wäre ja geradezu so, wie wenn ein Bauer im Spätsommer und Herbst nichts anderes mehr täte, als das zu ernten, was er im

Frühjahr ausgesät hat. Selbstverständlich wird dieser auch noch ganz andere Dinge tun. Er wird etwa schon die Saat für das nächste Jahr vorbereiten, seine landwirtschaftlichen Maschinen warten und vieles mehr.

So ist es auch insgesamt im Leben eines Menschen. Der Mensch hat jederzeit aus seiner menschlichen Freiheit heraus die Möglichkeit, Handlungen zu begehen oder Erfahrungen zu machen, die karmisch *nicht* notwendig sind, sondern einen ganz neuen Einschlag in seinen ewigen Lebenslauf bringen. Diese neue, karmisch unverursachte, aus freiem Willen entsprungene Tat stellt dann karmisch gesehen eine neue, erste Ursache dar. Diese wird dann in einem weiteren Leben natürlich eine karmische Wirkung nach sich ziehen, die je nach Art der Tat als etwas Positives oder aber etwas Negatives auftreten wird. Wenn jemand Disteln sät, kann er natürlich nicht erwarten, Rosen ernten zu können. Im Erdenleben eines jeden Menschen treten fortwährend Ereignisse und Erlebnisse auf, die nichts mit seinen Verdiensten oder Verschuldungen in einem früheren Leben zu tun haben. Solche Ereignisse und Erlebnisse finden dann in der Zukunft ihren karmischen Ausgleich.

Natürlich kann der Mensch denjenigen Ereignissen im Allgemeinen nicht entgehen, die eine notwendige karmische Wirkung von Handlungen aus früheren Leben darstellen, seien es positive oder negative. Aber auch in diesem Fall darf man nicht von der Annahme ausgehen, als griffe das Karmagesetz wie eine mathematische Funktion. Der folgende Schluss ist eben *nicht* zulässig: »Wenn Handlung x als Ursache veranlagt wurde, dann tritt genau Ereignis y zum Zeitpunkt t als karmische Wirkung ein.« Weder der genaue Zeitpunkt, wann diese Wirkung eintrifft, noch das konkrete Ereignis, das die Wirkung repräsentiert, sind voraussagbar, sondern sehr stark von den Bedürfnissen und Lebensbedingungen der jeweiligen Individualität abhängig. Betrachten wir zur Verdeutlichung ein vergleichendes Beispiel aus dem Alltagsleben. Stellen Sie sich einen Mann vor, der eine Frau auf das Übelste beleidigt. Mit dieser Tat legt er eine Ursache, die ihn früher oder später in irgendeiner

Form als Wirkung treffen wird. Nun gibt es aber doch wohl die unterschiedlichsten Möglichkeiten, wann und auf welche Art ihn diese Wirkung treffen kann. Die möglichen Reaktionen sind zwar nicht mehr unbedingt dem freien Willen des Mannes unterstellt, den er in gewisser Weise durch seine Beleidigung schon missbraucht hat, sehr wohl aber sind sie dem freien Willen der Frau unterstellt. Es könnte sein, dass die Frau ihn umgehend heftig beschimpft. Es könnte sein, dass sie ihm sofort eine schallende Ohrfeige versetzt. Genauso gut wäre es möglich, dass die Frau einfach wortlos geht und den Mann wegen Beleidigung verklagt. Des Weiteren wäre denkbar, dass der Mann ein paar Tage später von dem Gatten der Frau eine Tracht Prügel bezieht. Natürlich könnte die Wirkung auch darin bestehen, dass ihn die Menschen, die von seiner Beleidigung Kunde erhalten haben, zukünftig meiden. Zehn Seiten dieses Buches reichen nicht aus, um alle denkbaren Wirkungen aufzählen zu können. Sicher ist, dass der Mann die Wirkung seiner Tat zu spüren bekommt. Es ist aber keineswegs sicher, wann oder wie das geschehen wird. Selbst der Verursacher hätte noch in einem gewissen Rahmen durch seinen freien Willen die Möglichkeit, die Wirkung zu mildern oder in eine ganz andere Richtung zu lenken, indem er sich beispielsweise bei der Frau entschuldigt.

Dass ein Mensch sich dadurch, dass ihn ein Ereignis als karmische Wirkung trifft, unfrei fühlen könnte, liegt nur an der fehlenden Erinnerung. Könnte er sich an seine Tat aus dem früheren Leben erinnern, so wäre es unsinnig, wenn er sich dadurch unfrei fühlen würde. Schließlich hat er aus *eigenem* Antrieb etwas getan, was eine Auswirkung nach sich ziehen *muss*. Wenn er sich dadurch unfrei fühlen würde, wäre es genauso, wie wenn er sich beispielsweise entschlossen hätte, nach Amerika zu fliegen, und sich dann, dort angekommen, unfrei fühlen würde, weil er nicht innerhalb kürzester Zeit wieder gemütlich im heimischen Wohnzimmer sitzen könnte.

In eher seltenen Fällen kann es so sein, dass sich die Seele – natürlich zwar unbewusst, aber doch mit aller Macht – in einem Erdenleben sträubt, die notwendigen karmischen Wirkungen auszuleben, weil sie vielleicht spürt, dass ihr dazu die Kraft oder der Mut fehlen. Nach dem Tod wird die Seele dieses Ausweichen als ein Manko erkennen, und sie muss es in einer späteren Inkarnation nachholen. In einem solchen Fall würde also die Erfüllung des Karmas nur verschoben werden, was sich im Allgemeinen negativ auf den Entwicklungsprozess auswirken dürfte. »Wir können gewissermaßen dadurch, daß wir unser Karma in einer bestimmten Inkarnation nicht erkennen, dadurch, daß wir uns dagegen sträuben, dieses Karma verschieben auf eine spätere Inkarnation. Aber in uns war es doch, es war darinnen in uns. Aus dem einen Leben wischen wir dann gleichsam das Karma weg, weg aus den Geschehnissen des Lebens, die sich zwischen Geburt und Tod abspielen.«[17]

Wie schaut es mit der Vorherbestimmung in Bezug auf die Lebensaufgabe aus? Stellen wir uns als Beispiel vor, eine Seele habe sich vor einer erneuten Inkarnation vorgenommen, etwas Soziales, etwas zum Wohle anderer Menschen zu tun. Ja, wie viele Möglichkeiten hat sie da in einem Leben, diese Aufgabe zu erfüllen! Der Mensch, in den die Seele einzieht, könnte sich beispielsweise dazu entschließen, Arzt, Krankenschwester, Erzieher, Altenpfleger, Seelsorger oder dergleichen zu werden, um in dieser Funktion für andere Menschen da sein zu können. Er könnte es aber auch bevorzugen, einen anderen, nicht-sozialen Beruf zu ergreifen und sich dann vielleicht in seiner Freizeit zum Beispiel in rührender Weise um behinderte oder ›benachteiligte‹ Mitmenschen kümmern. Er könnte sich aber durchaus auch in dem Unternehmen, in dem er tätig ist, in selbstloser Weise für die Interessen seiner Kollegen einsetzen. Auch hier sind zahllose weitere Möglichkeiten denkbar, in welcher konkreten Form er seine Aufgabe erfüllen möchte, wie sein Leben ablaufen könnte. Dazu ist ihm ja seine Entscheidungsfreiheit gegeben worden. Diese würde es ihm sogar gestatten, auf die Erfüllung einer Lebensaufgabe ganz zu verzichten, falls er den Eindruck hat, damit überfordert zu sein oder falls seine konkreten Lebensumstände sie erschweren. Natürlich würde das die Gefahr in sich bergen, dass er seine Entwicklung nicht in der beabsichtigten und notwendigen Weise vorantreiben könnte und diese Aufgabe in einem späteren Lebensabschnitt – oder sogar in einem der nächsten Leben – nachholen müsste.

Auch die Tatsache, dass unser Engel uns führt, macht uns nicht unfrei. Bei all seinen Bemühungen würde der Engel *niemals* auf eine diktatorische Art in unser Leben eingreifen. Er würde es als ein schweres Sakrileg empfinden, unseren heiligen freien Willen zu beschneiden. Der führende Engel würde sich grundsätzlich nicht einmischen, wenn es um eine Handlung oder Entscheidung geht, die im Bereich dessen liegt, was wir erkennen, in seinen Auswirkungen überblicken und über das wir selbst vernünftig nachdenken können. Er würde nur dann eingreifen, wenn es außerhalb unserer Seelenkräfte liegt, die Folgen zu überschauen. Aber auch dann führt er uns auf eine äußerst zarte und subtile Weise, so dass es jederzeit möglich ist, uns gegen seine ›Eingebungen‹, die wir etwa als ›innere Stimme‹ vernehmen können, zu entscheiden oder – was leider häufig der Fall ist – sie gar nicht erst wahrzunehmen.

Dass wir uns überhaupt durch das Karmagesetz unfrei fühlen *könnten*, ist lediglich darin begründet, dass wir uns nicht bewusst sind, dass wir bestimmte Erfahrungen machen müssen, um in unserer Entwicklung voranzukommen. Wenn wir diese Notwendigkeit mit vollem Bewusstsein überschauen könnten, so würden wir die karmischen Wirkungen, so unangenehm sie bisweilen auch sein können, dankbar akzeptieren, weil uns dann klar sein würde, dass wir diese Erfahrungen benötigen. Wer sich durch das Karmagesetz in seiner Freiheit eingeschränkt fühlt, gleicht einem Fisch, der sich dadurch unfrei fühlt, dass er immer im Wasser herumschwimmen muss. Wenn der Fisch die Einsicht hätte, dass er außerhalb des Wassers nicht lebensfähig ist, würde er sich nicht unfrei fühlen. »**In jedem Moment des Lebens stellt das Karma etwas dar wie die Bilanz eines Geschäftsmannes, die exakte Ziffer von Soll und Haben. Mit jeder Handlung, sie sei gut oder schlecht, vermehrt der Mensch sein Soll oder sein Haben. Wer einen Akt der**

Freiheit nicht zugeben möchte, würde einem Kaufmann gleichen, der nicht das Risiko einer neuen Geschäftsunternehmung eingehen möchte und sich immer auf dem gleichen Stande der Geschäftsbilanz halten würde.«[18]

6.3.10 Karma und Erlösung

Viele Christen, die das Gedankengut der Reinkarnation und des Karmas ablehnen, werfen den Verfechtern dieser Lehren vor, sie seien ›Selbsterlöser‹. Sie sagen, Jesus Christus sei am Kreuz für alle Menschen gestorben und habe damit die Sünden der Welt auf sich genommen, so dass jedem Menschen, wenn er ein gutes und gottgefälliges Leben führe, das Himmelreich offen und die Wiederauferstehung in Aussicht stehe. Also könne es nicht sein, dass die Menschen sich durch Abtragen bzw. Ausgleichen ihres Karmas selbst erlösen müssten.

Diese Ansicht kann doch wohl nur so verstanden werden, dass durch die Opfertat Christi vor 2.000 Jahren auch alle heutigen und zukünftigen Menschen von vornherein die Möglichkeit hätten, das ›ewige Heil‹ zu erreichen, ohne dazu allzu viel *selbst* beitragen zu müssen. Selbst wenn sie ein eher liederliches Leben führten, hätten sie noch die Chance, dieses hohe Ziel zu erreichen, sofern sie noch rechtzeitig vor ihrem Tod ihre Verfehlungen bereuten und wieder zu Gott fänden. Das wäre allerdings eine sehr schnelle und bequeme Art, erlöst zu werden! Eine solche Vorstellung mag vielen ungeheuer sympathisch sein. Wer möchte nicht so schnell wie eben möglich ans Ziel kommen?

Man muss sich unter dieser Voraussetzung schon fragen, wie es sich mit den Menschen verhält, die vor vielen Jahrtausenden gestorben sind. Welche Kriterien musste etwa ein Steinzeitmensch erfüllen, um sich für die ›ewige Seligkeit‹ zu qualifizieren? Werden diese Menschen im Nachhinein auch erlöst – unabhängig davon, wie sie ihr Leben geführt haben? Wo und wie haben diese in der langen Zeit vor Christi Opfertat gelebt und was haben sie da gemacht? Es soll gar nicht bestritten werden, dass es den Menschen unter Umständen möglich sein könnte, schon recht schnell und ohne weitere irdische Verkörperungen als geistige Wesen in der geistigen Welt verbleiben zu können. Aber auf diese Weise könnte der Mensch niemals das hohe, von den Schöpfermächten vorgegebene Menschheitsideal, als voll bewusstes, freies, schaffendes Wesen in der geistigen Welt zu wirken, erreichen. Um dieses unvorstellbar erhabene Ziel in urferner Zukunft erreichen zu können, *muss* der Mensch in vielen Inkarnationen äußerst hart an sich arbeiten und seine Entwicklung selbst in die Hand nehmen. Dazu gehört auch, dass er seine Verfehlungen und Schwächen überwindet. Das aber wird ihm gerade durch das Karmagesetz ermöglicht!

Doch ist es keineswegs so, dass ein Vertreter einer *richtig verstandenen* Karmalehre nicht mit der Erlösungstat Christi rechnen würde. Diese besteht aber nicht darin, dass den Menschen ihre Sünden, die sie Tag für Tag begehen, vergeben würden. Christi Tat ist kein ›Freifahrtschein‹ für ein Leben, an dessen Ende das Himmelreich und ewige Freuden warten. Man muss sie sich vielmehr weitaus größer denken. Erst dadurch dass Er den Tod besiegte, hat Er uns Menschen die Möglichkeit gegeben, selbst eines fernen Tages den unsterblichen Auferstehungsleib tragen zu können. Ohne Christi Tat wären die Menschheit und die Erdenwelt längst zugrunde gegangen. **»Das Karma und der Christus ergänzen sich wie das Mittel zur Erlösung und der Erlöser. Durch das Karma wird die Tat des Christus ein kosmisches Gesetz, und durch das Christus-Prinzip, den geoffenbarten Logos, erreicht das Karma sein Ziel, nämlich die Befreiung der Seelen zum Selbstbewußtsein und ihre Wesensgleichheit mit Gott. Das Schicksalsgesetz ist die stufenweise Erlösung, der Christus ist der Erlöser. Wenn die Menschen sich mit diesen Ideen durchdringen würden, würden sie fühlen, daß sie zueinander gehören, und würden das Gesetz begreifen, das in den okkulten Bruderschaften herrscht: daß jeder für den anderen leidet und lebt.«**[19]

Durch den Christus ist schon zu Beginn der Menschheitsentwicklung die Möglichkeit des Karmas in die Menschheit gekommen. Der Christus erweist uns Menschen die Wohltat, durch das Gesetz des Karmas unsere unzähligen Schwächen, Verfehlungen, Abirrungen und Sünden selbst auszugleichen, um so eines urfernen Tages das ›Götterziel‹, das Menschheitsideal, erreichen zu können.

Wir wollen uns nun noch damit befassen, was ganz konkret geschieht, wenn ein Mensch eine Schuld auf sich lädt, wenn er eine Sünde begeht. Hierbei muss man immer zwischen einem *subjektiven* und einem *objektiven* Anteil unterscheiden. Es ist ja zunächst einmal so, dass der Sünder sich durch seine Tat ein wenig unvollkommener macht. Das ist das, was nur ihn betrifft, also die *subjektive* Schuld. Nun stellt diese Tat mit all ihren Folgen aber auch etwas *Objektives* in der Welt dar. Die Tatsache, dass der Mensch sich durch seine Sünde in seinem Wert verringert hat, muss er karmisch selbst ausgleichen. Die objektiven Folgen der Schuld könnte er selbst niemals auslöschen. Dazu würden seine menschlichen Kräfte und Möglichkeiten niemals ausreichen. Dazu wäre er als Mensch viel zu schwach. Betrachten wir zur Verdeutlichung ein triviales Beispiel. Nehmen Sie an, jemand wollte einem Nachbarn eins auswischen, indem er einige Nägel in dessen schöne Haustür schlägt. Wenn er seine Tat später bereut, so könnte er den Nachbarn um Verzeihung bitten und die Nägel mit einer Kneifzange entfernen. Damit hätte er gewissermaßen den subjektiven Anteil seiner Schuld abgetragen. Aber die Tür wäre damit nicht wieder in dem unversehrten Zustand, den sie vorher hatte. Die unschönen Löcher wären immer noch vorhanden. Diese Folgen seiner Tat könnte der Verursacher nicht ungeschehen machen.

»Dasjenige, was wir verbrochen haben, das gleichen wir in unserm Karma aus; aber daß wir einem die Augen ausgestochen haben, das ist geschehen, das hat sich wirklich vollzogen, und wenn wir, sagen wir, in der jetzigen Inkarnation einem Menschen die Augen ausstechen und dann in der nächsten Inkarnation etwas tun, was dieses ausgleicht, so bleibt das doch für den objektiven Weltengang bestehen, daß wir vor soundsoviel Jahrhunderten einem die

Augen ausgestochen haben. Das ist eine objektive Tatsache im Weltenganzen. Für uns gleichen wir sie später aus. Den Makel, den wir uns selbst zugefügt haben, gleichen wir im Karma aus, aber die objektive Weltentatsache, die bleibt bestehen, die können wir nicht auslöschen dadurch, daß wir von uns selbst die Unvollkommenheit nehmen. Wir müssen unterscheiden die Folgen einer Sünde für uns selbst, und die Folgen einer Sünde für den objektiven Weltengang.«[20]

Was geschieht jetzt aber mit dem objektiven Aspekt einer Schuld? Da erweist uns nun der Christus die Gnade, dass er diesen objektiven Teil der Sünde auf sich nimmt und ausgleicht. »Es bleibt bestehen die karmische Gerechtigkeit, aber in bezug auf die Wirkungen einer Schuld in der geistigen Welt tritt der Christus ein, der diese Schuld in sein Reich hinübernimmt und weiterträgt. Der Christus ist derjenige, der in der Lage ist, weil er einem anderen Reiche angehört, unsere Schulden und unsere Sünden in der Welt zu tilgen, sie auf sich zu nehmen.«[21] Wenn Er das nicht täte, könnte die ganze Erde sich am sogenannten Weltenende nicht in der richtigen Weise weiterentwickeln. Der Fortbestand der Erde, also der Übergang zur neuen Erde, der Jupiter-Erde, wäre in höchstem Maße gefährdet. »Gedenken wir des Erdenendes einmal, gedenken wir der Zeit, wann die Menschen ihre irdischen Inkarnationen werden durchgemacht haben. Gewiß wird das eintreten, daß alles bezahlt sein muß bis auf den letzten Heller. Die menschlichen Seelen werden ihr Karma in einer gewissen Weise ausgeglichen haben müssen. Aber stellen wir uns einmal vor, daß alle Schuld bestehen geblieben wäre in der Erde, daß alle Schuld wirken würde in der Erde. Dann würden am Ende der Erdenzeit die Menschen ankommen mit ihrem ausgeglichenen Karma, aber die Erde wäre nicht bereit, sich zum Jupiter hinüberzuentwickeln und die ganze Erdenmenschheit wäre da ohne Wohnplatz, ohne die Möglichkeit, sich hinüberzuentwickeln zum Jupiter. Daß die ganze Erde sich mitentwickelt mit den Menschen, das ist die Folge der Tat des Christus. Alles dasjenige, was für die Erde sich anhäufen würde als Schuld, das würde die Erde in die Finsternis stoßen, und wir würden keinen Planeten haben zur Weiterentwickelung. Für uns selbst können wir im Karma sorgen, nicht aber für die ganze

Menschheit und nicht für dasjenige, was in der Erdenevolution mit der ganzen Menschheitsevolution zusammenhängt. So seien wir uns denn klar darüber, daß das Karma zwar nicht von uns genommen wird, wohl aber, daß getilgt werden unsere Schulden und Sünden für die Erdenentwickelung durch dasjenige, was eingetreten ist durch das Mysterium von Golgatha.«[22]

Der Christus respektiert aber immer die menschliche Freiheit. Daher wird Er auch nur dann den objektiven Anteil der Sünde tragen, wenn wir ihn oder den Vatergott darum bitten, wie das etwa durch das Beten des Vaterunser (»*Und vergib uns unsere Schulden*«) geschehen kann. Aber der Mensch könnte nicht einmal dann, wenn er sich eines fernen Tages unzählige Male inkarniert haben sollte, sein Karma zur Gänze ausgleichen. Am Ende der letzten Inkarnation wird immer noch so etwas wie eine ›Restschuld‹ übrig bleiben. Dann aber tritt die »volle Gnade« ein, die es den Menschen ermöglicht, zunächst in geistige Sphären eintreten und dann später auf der Jupiter-Erde, die viel feinstofflicher und vergeistigter als unsere heutige Erde sein wird, seine Entwicklung fortsetzen zu können.

Also, Anhänger der Reinkarnations- und Karmalehre verstehen sich gewiss nicht als Selbsterlöser, aber ebenso gewiss auch nicht als ›Schnellerlöste‹, die glauben, dass sie schon ein einziges halbwegs ordentlich geführtes Erdenleben von allen Bemühungen und Anstrengungen erlösen könnte.

6.3.11 Volks-, Menschheits-, Erden- und Weltenkarma

Das Karmagesetz ist derart kompliziert und vielschichtig, dass es den menschlichen Verstand auf eine äußerst harte Probe stellt. Es ist ungleich komplexer als sämtliche Gesetze aller Naturwissenschaften. Nach allem bisher Gesagten kann schon deutlich geworden sein, dass das, was die Engelwesen der verschiedenen Reiche, die man auch als »*geistige Wesen der höheren Hierarchien*« (☛

Anhang A.1, Tabelle 2, S. 135ff.) bezeichnet und die hier in Betracht gezogen werden müssen, zu leisten haben, für einen Menschen unfassbar und unvorstellbar ist. Das kann umso deutlicher werden, wenn man bedenkt, dass die Schicksale *aller* Menschen, die miteinander karmisch verbunden sind, aufeinander abgestimmt werden müssen.

Nun kommt aber noch hinzu, dass nicht nur einzelne menschliche Individualitäten ein Karma haben. Es gibt vielmehr ein allgemeines karmisches Gesetz auf allen Stufen des Daseins. So gibt es beispielsweise ein Karma für bestimmte gesellschaftliche Gruppierungen. Es gibt auch ein »*Volkskarma*«, ein »*Menschheitskarma*«, ein »*Erdenkarma*« und ein »*Weltenkarma*«. »Wir finden diese karmische Gesetzmäßigkeit überall in der Welt, insofern wir die Welt als eine geistige betrachten. Wir ahnen, daß sich das Karma auf den verschiedensten Gebieten in der verschiedensten Weise offenbaren wird. Und wir ahnen, wie die verschiedenen karmischen Strömungen – persönliches Karma, Menschheitskarma, Erdenkarma, Weltenkarma und so weiter – sich kreuzen werden und daß uns gerade dadurch die Aufschlüsse werden, die wir brauchen, um das Leben zu verstehen. Und an seinen einzelnen Punkten ist das Leben nur zu verstehen, wenn wir das Zusammenwirken der verschiedensten karmischen Strömungen finden können.«[23]

Diese verschiedenen karmischen Ströme kreuzen sich in mannigfaltiger Weise. Jeder Mensch steht somit in mehreren karmischen Strömungen. Daher ist es unter Umständen möglich, dass ein einzelner Mensch durch das Karma seiner Gruppe oder seines Volkes oder gar der gesamten Menschheit ›mitgerissen‹ werden kann. »Alle Wesensarten haben ihr Karma, das Karma des einen Wesens ist so, das der anderen Wesen ist anders. Aber Karma geht durch alle Reiche des Daseins, und es gibt durchaus Dinge im Menschheitskarma, in dem Karma eines Volkes, einer Gesellschaft oder einer anderen Menschheitsgruppe, die wir als ein gemeinschaftliches Karma ansehen müssen, so daß unter Umständen der einzelne mitgerissen werden kann von dem Gesamtkarma. Und es wird für den, der nicht die Dinge durchschauen kann, nicht immer leicht einzusehen sein, wo eigentlich die Einflüsse der Mächte liegen für die Menschen, die von diesem Schicksal getroffen worden sind. Es kann durchaus der einzelne, der in einer Gesamtheit drinnensteht, vermöge seines Einzelkarma ganz unschuldig sein; aber dadurch, daß er in einem Gesamtkarma drinnensteht, kann ein Unglück über ihn hereinbrechen. Wenn er aber ganz unschuldig ist, so wird sich das in späteren Verkörperungen ausgleichen.«[24]

Auf diese karmischen Strömungen soll hier aber nicht näher eingegangen werden. Es sollen lediglich in aller Kürze ein paar Beispiele angeführt werden.

So stellen etwa gewisse Naturkatastrophen, namentlich Vulkanausbrüche und Erdbeben, Beispiele dar, die mit dem Gruppen- oder Volkskarma zu tun haben.

Wenn ein Mensch von einer Krankheit getroffen wird, so hat das natürlich im Allgemeinen – wie bereits ausführlich erläutert – mit seinem *individuellen* Karma zu tun. Nun gibt es aber bekanntlich auch Krankheiten, die sich über größere Gebiete der Erde ausbreiten oder sogar die ganze Menschheit befallen. Eine epidemische Verbreitung, die im Wesentlichen nur einen bestimmten Landstrich betrifft, ist ein Karma des betreffenden Volkes. Bei einer pandemischen Ausbreitung, die sich nahezu über die gesamte Erde erstreckt, hat man es mit Menschheitskarma zu tun. Epidemien und Pandemien stellen Beispiele für ein Schicksal dar, das viele Menschen treffen *kann*, mit deren individuellem Karma diese Erkrankungen eigentlich gar nichts zu tun haben müssen.

Um ein Beispiel aus früheren Zeiten zu wählen, kann man etwa an die Pest, die im Mittelalter grassierte und unzählige Menschen dahinraffte, oder an die sogenannte »Spanische Grippe«, die sich gegen Ende des Ersten Weltkrieges stark ausbreitete und ebenfalls viele Todesopfer forderte, denken.

Ein sehr aktuelles Beispiel für ein Menschheitskarma stellt die »Corona-Pandemie« dar. Aufgrund der Globalisierung kann sich prinzipiell jeder Mensch – unabhängig davon, wo er lebt – mit dem SARS-CoV-2-Virus infizieren und auch daran erkranken. Wie schwer ein Infizierter an Covid-19 erkrankt oder ob er möglicherweise sogar daran stirbt, ist vermutlich wieder eine Frage des Einzelkarmas. Wie man heute weiß, *können* die Impfungen zu drastischen Nebenwirkungen führen. Auch hier hat man es wohl eher wieder mit dem persönlichen bzw. individuellen Karma zu tun, das letztlich darüber entscheidet, ob jemand eine solche heftige Nebenwirkung wie etwa einen Schlaganfall erleidet oder nicht.

Neben der Corona-Pandemie kann man noch ein weiteres Beispiel aus heutiger Zeit heranziehen: AIDS.

Die tieferen okkulten Ursachen für solche Epidemien oder Pandemien sind häufig darin zu finden, dass ein großer Teil der Menschheit von materialistischen Vorstellungen verseucht ist und göttlich-geistige Wahrheiten ignoriert oder verzerrt. Die Geistesseherin *Judith von Halle* schreibt aufgrund ihrer übersinnlichen Forschung zu den geistigen Ursachen von AIDS, der Seuche des 20. und 21. Jahrhunderts: *»Es ist bereits darauf hingewiesen worden, wie das wüste Vorstellungsleben der Menschheit, welches nicht den geistigen Realitäten entspricht, für die Erscheinung von Krankheiten verantwortlich sein kann. Gerade die [...] AIDS-Erkrankung ist im Grunde ein Beispiel für eine Seuche des Geistes. Der Mensch hat seit verhältnismäßig kurzer Zeit erst die Idee entwickelt, er stamme vom Affen ab. Erst seit einigen Jahrzehnten hat die auf Darwin zurückgehende Theorie [...] in den Schulbüchern und damit in der Gesellschaft allgemein Einzug gehalten. Damit entwickelte sich der Mensch innerhalb kürzester Zeit weg von jenem Selbstverständnis, welches seit dem Eintreten des physischen Menschen in die Stoffeswelt immer im Menscheninnern vorhanden gewesen ist: dass er nämlich dem göttlichen Schoß entsprungen ist. So negiert bereits der größte Teil der sogenannten zivilisierten Welt heute sein Göttliches und entfernt sich damit nicht allein mehr geistig, sondern durchaus auch physisch vom eigentlichen Menschsein.*

Seitdem dieser Gedanke real geworden ist, haben wir einen Abdruck in der physischen Außenwelt von dieser Idee: das HI-Virus. Dieser war im Affen vorhanden – vielleicht sogar schon seit

Jahrtausenden. Aber erst seit etwa vierzig Jahren ist er für den Menschen zu einer tödlichen Gefahr geworden. Seit der Mensch seine Herkunft auf die genetische Verwandtschaft zum sogenannten Menschenaffen zurückführt, erkrankt er an einem diesem Menschenaffen innewohnenden Erreger. Wohlgemerkt: nicht der Affe erkrankt an diesem, sondern der Mensch. Er stirbt an seiner eigenen ›fixen‹ Idee, an einer anti-christlichen Vorstellung vom menschlichen Sein. Hier ist eigentlich nicht das Unreine im Menschen das HI-Virus, sondern seine Vorstellung, die er sich über sich selbst gebildet hat.«[25]

6.3.12   Hinweis auf das Karmagesetz im Neuen Testament

Wir haben bereits gesehen, dass es in der Bibel einige Verse gibt, die auf die Reinkarnation hinweisen. Fragen wir uns noch, ob in der Heiligen Schrift auch vom Karmagesetz die Rede ist. In der Tat kann man im Johannes-Evangelium, dem spirituellsten aller Evangelien, eine Stelle finden, die zart und vorsichtig auf dieses große kosmische Gesetz hinweist.

Es geht um die Szene mit der Ehebrecherin, von der Johannes im 8. Kapitel[26] erzählt. Die Schriftgelehrten und Pharisäer brachten ein Weib, das man auf frischer Tat beim Ehebruch ertappt hatte. Nach jüdischem Recht hätte die Ehebrecherin gesteinigt werden müssen, was im Normalfall zum Tod geführt hätte. Um Jesus zu prüfen, fragten sie ihn, was er dazu zu sagen hätte. Jesus antwortete nicht, sondern bückte sich nieder und schrieb mit dem Finger auf die Erde. Als sie ihn erneut nach seiner Meinung befragten, sprach er: *»Wer unter euch ohne Sünde ist, der werfe den ersten Stein auf sie.«*[27] Danach bückte er sich erneut und schrieb noch einmal mit dem Finger auf die Erde.

Welch intellektuellen Kräfte haben die Theologen im Laufe der Jahrhunderte darauf verwandt, diese Geste Jesu zu deuten! Welch geistreiche und auch welch triviale Erklärungen sind von ihnen gefunden worden, wie man heute in vielen Bibelkommentaren nachlesen kann! Lassen Sie uns versuchen, diese Geste im rechten Licht sehen zu können, indem wir Rudolf Steiners Forschungsergebnisse heranziehen.

Zunächst einmal wird klar, dass Jesus nicht dazu rät, die Steinigung durchzuführen. Das mag schon etwas erstaunlich sein. Diese Art der Bestrafung hat Moses den Juden immerhin per Gesetz geboten, und Jesus macht in mehreren Reden deutlich, dass er nicht gekommen sei, um die Gesetze aufzuheben.[28] Im Prolog des Johannes-Evangeliums heißt es aber auch: *»Denn das Gesetz ist durch Mose gegeben; die Gnade und Wahrheit ist durch Jesus Christus entstanden.«*[29] Was will Jesus denn nun mit seinen Worten und mit seiner Geste in der Szene mit der Ehebrecherin die Menschen lehren? Er weist damit auf das Gesetz vom Karma hin. Das Karmagesetz ist ein geistiges Gesetz, das in der Erdenwelt greift und gültig ist. Es ist gewissermaßen in die Erde *eingeschrieben*. Es besagt ja, dass sich kein Mensch zum Richter über das Innerste eines Mitmenschen machen solle. Die Ehebrecherin wird die Konsequenzen ihrer Tat im nächsten Erdenleben zu tragen haben. Ihr wird die Gnade zuteil, ihre Verfehlungen selbst ausgleichen und dadurch ihre eigene Entwicklung vorantreiben zu können. Jesus will den Umherstehenden also sinngemäß sagen: **»Kümmert euch um euch selbst! Der Erde obliegt es, die Strafe zum Ausdruck zu bringen. Schreiben wir es also in die Erde ein, wo es ja ohnehin als Karma eingeschrieben ist!«**[30] Er übergibt ihre Tat *symbolisch* dem Karma, der ausgleichenden Gerechtigkeit. Diese Geste konnte natürlich nur den wenigen verständlich sein, die schon reif waren, das Reinkarnations- und Karmagesetz zu verstehen, die es schon vertragen konnten. Wir haben ja bereits darauf hingewiesen, dass es in der damaligen Zeit für die große Mehrheit der Menschen noch verderblich gewesen wäre, von diesen Weltentatsachen zu hören, und dass Jesus deshalb diese Lehren nicht ausdrücklich und unmissverständlich verbreitete.

Dann schreibt Johannes explizit, dass die *Ältesten* zuerst fortgingen. Die Ältesten waren auch die Weisesten. Man darf annehmen, dass diese zumindest eine Ahnung von den Gesetzen der Reinkarnation und des Karmas hatten und somit verstehen konnten, was

Christus-Jesus sagen wollte. Die übrigen Anwesenden sind ihnen dann gefolgt.

6.4   Den Schicksalsmächten ›ins Handwerk pfuschen‹

Wie wir schon erläutert haben, sind es hohe und höchste Geistwesen, die alles daran setzen, dass wir unser Schicksal leben können und dass sich unser notwendiges Karma erfüllen kann.

Natürlich liegt es letztlich ganz wesentlich an uns, ob das Wirken der Schicksalsmächte fruchten kann. Wenn wir uns etwa – um einmal ein sehr extremes Beispiel zu wählen – für ein Leben als Einsiedler entscheiden würden, so wäre es für diese Wesen gewiss nicht so leicht, uns mit den Menschen zusammenzubringen, mit denen wir zusammenkommen sollen.

Es gibt heute in der Tat etliche Gepflogenheiten und Strategien in der Gesellschaft, mit denen wir den Schicksalsmächten ihre Aufgabe gewaltig erschweren. An viele haben wir uns längst gewöhnt oder begrüßen sie sogar.

Werfen wir etwa einen Blick auf unser Gesundheitswesen.

Zur Bekämpfung – man kann hier im Grunde nicht von Heilung sprechen – vieler Krankheiten verabreicht man heute vorwiegend ›chemische Keulen‹, die das Auftreten fataler, kaum zählbarer Nebenwirkungen zur Folge haben. *»Man kann sich denken, dass die Krankheit, wie sie einmal als Gabe der guten Götter im Hinblick auf einen karmischen Ausgleich oder als eine Hilfe zum Fortschreiten auf geistigem Felde dem Menschen zugeführt wurde, nicht mehr voll zum Tragen kommen kann und womöglich sogar in verschlimmerter Weise in ein nächstes Leben hinübergeführt werden wird.«*[31]

Um ein ganz konkretes Beispiel zu haben, kann man in diesem Zusammenhang auch an die heute sehr umstrittene Impfpolitik denken. Neben eher wenigen Gegnern gibt es heute viele glühende

Verfechter einer allgemeinen Impfpflicht zur Vorbeugung verschiedener Krankheiten. Betrachten wir den konkreten Fall der Masernkrankheit. Rudolf Steiner sagte über den (guten) *Sinn* dieser Erkrankung: »Nehmen wir an, im späteren Leben bekommt eine Persönlichkeit Masern, und wir suchen nach dem karmischen Zusammenhang dieses Falles. Wir finden dabei, daß dieser Masernfall aufgetreten ist als eine karmische Wirkung von solchen Vorgängen in einem vorangegangenen Leben, die wir etwa so beschreiben können: Die betreffende Individualität war in einem vorhergehenden Leben eine solche, die sich nicht gern um die äußere Welt bekümmert hat, sich nicht gerade im grob egoistischen Sinne, aber doch viel mit sich selber beschäftigt hat; eine Persönlichkeit also, die viel nachgeforscht hat, nachgedacht hat, aber nicht an den Tatsachen der äußeren Welt, sondern die im inneren Seelenleben geblieben ist. Sie finden auch heute sehr viele Menschen, welche glauben, daß sie durch In-sich-abgeschlossen-Sein, durch Grübeln und so weiter zur Lösung von Welträtseln kommen können. Bei der Persönlichkeit, die ich meine, handelte es sich darum, daß sie mit dem Leben so fertigzuwerden suchte, daß sie innerlich nachgrübelte, wie man sich in diesem oder jenem Falle verhalten soll. Die Schwäche der Seele, welche sich daraus ergeben hat im Verlaufe des Lebens, führte dazu, daß im Leben zwischen Tod und neuer Geburt Kräfte erzeugt wurden, welche den Organismus in verhältnismäßig später Lebenszeit noch einem Masernanfall aussetzten. Jetzt können wir uns fragen: Wir haben auf der einen Seite den Masernanfall, der die physisch-karmische Wirkung ist eines früheren Lebens. Wie ist es denn aber nun mit dem Seelenzustand? Denn das frühere Leben gibt ja als karmische Wirkung auch einen gewissen Seelenzustand. Dieser Seelenzustand stellt sich so dar, daß die betreffende Persönlichkeit in dem Leben, wo sie auch den Masernanfall hatte, immer wieder und wieder Selbsttäuschungen unterworfen war. Da haben Sie also die Selbsttäuschungen anzusehen als die seelisch-karmische Folge dieses früheren Lebens und den Eintritt der Masern als die physisch-karmische Folge jenes Lebens. Nehmen wir nun an, dieser Persönlichkeit wäre es gelungen, bevor der Masernfall eintrat, etwas zu tun, um sich gründlich zu bessern, das heißt, um eine solche Stärke der Seele sich anzueignen, daß sie nicht mehr ausgesetzt wäre allen möglichen Selbsttäuschungen. Dann würde diese dadurch herangezogene Seelenstärke dazu geführt haben, daß die Masernerkrankung hätte unterbleiben können, weil das, was im Organismus schon hervorgerufen war bei der Bildung dieser Organisation, seinen Ausgleich gefunden hätte durch die stärkeren Seelenkräfte, welche durch die Selbsterziehung herangezogen worden wären. Ich kann natürlich nicht ein halbes Jahr über diese Sachen reden; aber wenn Sie weit im Leben herumschauen und alle Einzelheiten, welche sich als Erfahrungen darbieten, von diesem hier gegebenen Ausgangspunkt aus betrachten würden, so würden Sie immer finden, daß das äußere Wissen voll bestätigen würde – bis in alle Einzelheiten –, was hier gesagt worden ist.

Und was ich jetzt gesagt habe über eine Masernerkrankung, das kann zu Gesichtspunkten führen, die erklären, warum Masern gerade zu den gebräuchlichen Kinderkrankheiten gehören. Denn die Eigenschaften, die genannt worden sind, kommen in sehr vielen Leben vor. Insbesondere in gewissen Zeitperioden haben sie in vielen Leben grassiert. Und wenn dann eine solche Persönlichkeit ins Dasein tritt, wird sie so schnell wie möglich Korrektur üben wollen auf diesem Gebiet und in der Zeit zwischen der Geburt und dem gewöhnlichen Auftreten der Kinderkrankheiten, um organische Selbsterziehung zu üben, die Masern durchmachen; denn von einer seelischen Erziehung kann ja in der Regel in diesem Alter nicht die Rede sein.«[32]

Es hat also gute Gründe, wenn ein Kind die Masern bekommt und durchmacht!

Wie sieht die heutige gesellschaftliche Realität aus? Kinder werden geimpft, damit die Masernkrankheit nicht zum Ausbruch kommen kann. Mittlerweile gibt es sogar de facto eine Impfpflicht. Man will dadurch mittelfristig eine Elimination der Masern in Deutschland erreichen. Dadurch entzieht man den Kindern die so wichtige Möglichkeit, ihr im Vorgeburtlichen selbst gewähltes Schicksal zu leben und sich durch das Durchmachen der Masern in dem skizzierten Sinne selbst zu erziehen. Es ist sehr wahrscheinlich, dass diese Kinder später andere – vermutlich viel schwerere – Schicksale erleben werden, um das Ziel eben auf andere Weise doch noch zu erreichen. Judith von Halle schreibt über das Dilemma der Impfung: *»Bei der Impfung wird in den menschlichen Leib ein Keim derjenigen Krankheit hineingegeben, die es zu bekämpfen gilt. Das Kind soll sich dadurch immunisieren lernen. Und doch trägt dieses Kind, das sich selbst nicht schützen kann, diesen Krankheitskeim fortwährend in sich. So wird etwas von außen her kommend in den einzelnen Menschen hineingelegt, was ohne die Impfung unter Umständen gar nicht hineingekommen wäre. Die Idee der Impfung ist ja nicht von vornherein schlecht zu heißen, entspricht ja geradezu dem homöopathischen Ansatz, ein Ähnliches mit dem Ähnlichen zu therapieren. Doch die Art, wie dieses heute praktiziert wird – nämlich nicht nach Auftreten der Krankheit wie in der Homöopathie, sondern bereits vor ihrem Ausbruch, so dass man im Grunde von einer ›Therapie‹ gar nicht sprechen kann –, berücksichtigt eben kaum die geistigen Hintergründe der Krankheiten in den einzelnen Menschen.*

So kann ein Kind heute durch die Impfpflicht mit einem Schicksal konfrontiert werden, das gar nicht sein eigenes ist – entweder dadurch, dass es einen Krankheitskeim eingepflanzt erhält, der aus karmischen Gründen gar nicht mit ihm in Berührung gekommen wäre, oder dadurch, dass durch die Immunisierung sein Schicksal gar verhindert wird, weil die für ihn aus karmischen Gründen vorgesehene Krankheit gar nicht erst zum Ausbruch kommt und so für ein nächstes Leben aufgespart werden muss, in welchem sich eigentlich bereits ganz anderes vollziehen sollte durch neue, im gegenwärtigen Leben verursachte Verhältnisse.«[33]

So etwas wie die flächendeckende Masernimpfung, die von vielen als große Errungenschaft gefeiert wird, kann nur dem Boden einer durch und durch materialistisch infizierten Gesellschaft erwachsen. Man kann nur hoffen, dass möglichst viele Eltern den Mut aufbringen, ihre Kinder nicht impfen zu lassen und ihre Stimme gegen diese gesetzliche Bestimmung zu erheben.

Es sollen noch kurz zwei weitere Beispiel dafür betrachtet werden, wie die Menschen, namentlich die Mediziner, heute den ›guten Göttern‹, die an der Ausgestaltung des menschlichen Karmas schaffen, die Arbeit erschweren, wie sie – *plakativ* formuliert – den Schicksalsmächten ›ins Handwerk pfuschen‹.

Seit einigen Jahrzehnten leiden immer mehr Kinder an dem sogenannten »Aufmerksamkeitsdefizit-Syndrom (kurz: ADS)«. In sehr vielen Fällen ist diese *vermeintliche* Krankheit die Folge von etwas eigentlich höchst Erfreulichem: Die betroffenen jungen Erdenbürger haben Wahrnehmungen aus geistigen Welten, die sie aber nicht recht einordnen und mit ihrem normalen Leben nicht in Einklang bringen können, so dass sie sich unruhig, unaufmerksam, unkonzentriert und bisweilen hyperaktiv gebärden. »*[...] so wird man finden, dass die Behandlung selbst kleiner Kinder mit einer Dauerverabreichung von chemischen Beruhigungsmitteln dazu dient, die zarten, dem überwiegenden Teil der Elterngeneration fremd oder ›anormal‹ anmutenden Bekundungen und Wahrnehmungen geistiger Welten zuzudecken, herabzudämpfen, statt wohltuend zu kanalisieren und zu fördern. [...] Der Schaden, welcher der Menschheit in Zukunft entstehen wird dadurch, dass einem ganzen Teil einer Generation durch die Verabreichung chemischer Mittel etwas in die Seele gepflanzt wird, das demjenigen, was schon in ihr zu keimen begann und man als kostbares geistiges Gut hätte hegen und pflegen können, vollkommen entgegensteht, ist heute noch nicht absehbar für denjenigen, der die Zusammenhänge nicht sieht.*«[34]

Dann gibt es seit einiger Zeit die Möglichkeit der pränatalen Diagnostik. Mediziner können auf diese Weise erkennen, dass ein Kind mit einer Behinderung oder schweren Krankheit zur Welt kommen würde. Viele Mütter entscheiden sich dann dazu, ihr Ungeborenes abtreiben zu lassen. Diese Frauen sollen hier gar nicht kritisiert werden, zumal eine solche Entscheidung aus *irdischer* Sicht durchaus nachvollziehbar ist. Aus *geistiger* Sicht ist eine Abtreibung allerdings ein Desaster. Schließlich entzieht man dadurch der Seele, die sich zu einer neuen Inkarnation auf den

Weg begeben hat, die Möglichkeit, ihr notwendiges Schicksal, das sie sich vermutlich sogar im Vorgeburtlichen selbst gewählt hat, zu leben!

Wir wollen jetzt noch ein besonders brisantes und höchst aktuelles Thema betrachten.

Wir leben seit knapp zwei Jahrzehnten im Zeitalter der sogenannten »Vierten industriellen Revolution«, kurz »Industrie 4.0«. Durch die Künstliche Intelligenz sind schon heute viele Technologien im Einsatz, die bis zu einem gewissen Grad durchaus nützlich und begrüßenswert sind. Aber die Entwicklung geht weiter. Vieles, was früher oder später zu gewaltigen Problemen führen dürfte, ist längst in der Testphase und zum Teil sogar klar benannt und kann nun im Schatten der »Corona-Pandemie« ungehemmt und ungebremst vorangetrieben werden.

Aus der Fülle dieser höchst bedenklichen Ziele sollen hier zunächst nur zwei erwähnt werden: Wie Sie wissen, ist man in der Entwicklung der »autonomen Fahrzeuge«, also solcher, die ohne Zutun eines menschlichen Fahrers von a nach b fahren können, schon recht weit fortgeschritten. Es ist zu vermuten, dass es in spätestens zwanzig, vielleicht auch erst in dreißig Jahren kaum noch Autos, Lastkraftwagen, Busse, Lokomotiven, Straßenbahnen und U-Bahnen geben wird, die nicht autonom fahren, die also noch eines menschlichen Fahrers bedürften.

Dann hat die Corona-Krise gezeigt, dass das »Home-Schooling« einigermaßen funktioniert hat. Wir halten es nicht für allzu verwegen zu vermuten, dass dieses in der Zukunft zum Normalfall werden wird. Dann könnte im Extremfall *ein* Lehrer, der irgendwo in seinem Arbeitszimmer sitzt, *alle* Schüler einer Klasse einer Schulform eines Bundeslandes, die daheim an ihrem Laptop sitzen, unterrichten. Die Klassenarbeiten bzw. Klausuren könnten – wie das heute auch schon vielfach geschieht – standardisiert und dann von einer Software korrigiert und ausgewertet werden. Im Grunde bräuchte man keine Schulgebäude mehr. Seit Jahren sind Tausende von Schulen in einem recht maroden Zustand. Der Staat bzw. die

Länder könnten sich viel Geld sparen, da sie diese nicht mehr sanieren müssten und vielleicht sogar verkaufen könnten. Hat man etwa deshalb die längst überfälligen Sanierungen nicht oder nur zögerlich und halbherzig durchgeführt, weil man diese Entwicklung vorausgesehen hat? Hat man womöglich im Jahre 2020 das Home-Schooling gar nicht so sehr aus dem Grund, die Kinder vor einer Infektion zu schützen, eingeführt, sondern vielmehr um diese Zukunftsvision zu erproben? Diese Fragen drängen sich auf, ohne dass wir uns anmaßen wollen, sie zu beantworten.

Was hätten diese beiden Szenarien für Folgen? Nun, heute gibt es in Deutschland etwa eine knappe Million Menschen, die als Berufskraftfahrer im weitesten Sinn tätig sind. Wenn die autonomen Fahrzeuge, die ja in eher *besonderen Fällen* durchaus vorteilhaft und wünschenswert sind, zum Normalfall werden, wird man diese Menschen nicht mehr brauchen. Auch von den rund 800.000 Lehrern würde nur noch ein Bruchteil benötigt werden.

Kommen wir jetzt wieder auf das eigentliche Thema dieses Kapitels zurück. Was hätte das für Folgen im Hinblick auf das Karma?

Bei vielen dieser Menschen ist es so, dass ihr Beruf wirklich eine *Berufung* war, dass es zu ihrem Lebensplan gehörte, einen solchen Beruf auszuüben. Vielleicht war es sogar ihre Lebensaufgabe!

Diese könnten sie jetzt nicht mehr erfüllen! Sie könnten nicht das tun, wozu sie in dieser Inkarnation angetreten sind! Freilich wäre es einigen möglich, ihre Aufgabe, die man sich ja nicht messerscharf vorgenommen hat, auf einem anderen Gebiet zu erfüllen. Aber es dürfte deutlich schwieriger werden.

Mindestens genauso tragisch ist die Tatsache, dass diese Entwicklungen zu einer gewaltigen sozialen Isolation – insbesondere bei den Schulkindern – führen würden. Das Auftreten psychischer Krankheiten wäre nur eine Frage der Zeit.

Entscheidend hinzu kommt, dass dadurch die Menschen nicht mehr so leicht die Gelegenheit hätten, die karmischen ›Fäden‹, die sie mit anderen Menschen verbinden, weiterzuspinnen. Dadurch dass es sich dann insbesondere für Schulkinder und Lehrer als höchst schwierig bis unmöglich gestalten dürfte, mit den Menschen aus ihrem Schicksalskreis *persönlich* zusammenzukommen, könnten viele Schicksale nicht gelebt werden. Diese würden dann auf einem ganz anderen Gebiet oder gar erst in einer folgenden Inkarnation ausgelebt werden können.

Zum Abschluss dieser Betrachtung wollen wir noch in aller Kürze auf eine geradezu teuflische Bestrebung hinweisen. Da das Bewusstsein der großen Mehrheit heute derart stark und einseitig von der Corona-Pandemie und insbesondere der Furcht vor Covid-19 beherrscht wird, können gewisse Entwicklungen ›unter dem Radar‹ forciert werden, so dass sie vielen Zeitgenossen gar nicht bekannt sind. In den Mainstream-Medien erfährt man kaum etwas darüber.

Vielleicht haben Sie schon einmal etwas über den sogenannten »Transhumanismus« gehört. Die in diesem Bereich tätigen Forscher streben eine regelrechte Verschmelzung von Mensch und Maschine an. Darin sehen sie ein hohes Ideal. Diese Wissenschaftler identifizieren das Wesentliche des Menschen mit seinem Gehirn. Sie gehen davon aus, eines nicht allzu fernen Tages einen ›perfekten‹, vielleicht sogar unsterblichen ›Menschen‹ konstruieren zu können, indem sie in den Kopf des Menschen einen Chip implantieren oder indem sie gar das menschliche Gehirn in einen hoch-leistungsfähigen Roboter einpflanzen, der nie müde und nie krank werden kann. Diese Forschungen, bei denen eine ›Perfektionierung‹ des Menschen angestrebt wird, sind schon weiter gediehen, als man vielleicht glauben mag. In den Denkfabriken – insbesondere in den USA – wird seit Jahren fieberhaft daran gearbeitet. Das Ergebnis dieser Intentionen würde uns früher oder später in eine völlig gottlose und geradezu untermenschliche Welt führen.

Noch einen Schritt weiter geht man im sogenannten »Posthumanismus«. Dieser beschäftigt sich mit etwas ganz Absurdem: mit einem Entwicklungszeitalter *nach* der Menschheit. Auch wenn die Forscher hier noch nicht wesentlich über Spekulationen, Thesen und erste Ansätze hinausgekommen zu sein scheinen, muss man ihre Intentionen schon heute kennen und sehr ernst nehmen. Im Posthumanismus hat man als völlig pervertiertes Ideal einen »posthumanen Menschen«, dessen intellektuelle Fähigkeiten die eines heutigen Menschen bei weitem übertreffen. Ein posthumaner Mensch – besser gesagt eine solche Kreatur – soll ähnlich, wie es das Ziel des Transhumanismus ist, durch Verschmelzung von menschlicher und künstlicher Intelligenz geschaffen werden. Sein Bewusstsein soll nach Belieben in einen fremden Körper oder Rechner geladen werden können. Erreichen will man das durch modernste Nanotechnologie oder eine Kombination aus Gentechnologie, neuraler Schnittstellen, gedächtniserweiternder Drogen und implantierter Computertechnologie. Eine solche Kreatur wäre natürlich auch unsterblich. Aus *materialistischer* Sicht kann man hier natürlich von einer großartigen wissenschaftlichen Leistung sprechen. So könnte das Ziel erreicht werden, kerngesunde, wohlgeratene, hochbegabte und nahezu ›perfekte‹ Kreaturen – von »Menschen« kann hier im Grunde nicht mehr die Rede sein – zu ›produzieren‹. Schon heute gibt es viele Zeitgenossen, die das für sehr erstrebenswert halten und ethische Aspekte verdrängen. Jeder halbwegs gesund fühlende Mensch müsste schon bei der bloßen Vorstellung dieses ›Zukunftsideals‹ von schauderhaftem Ekel erfüllt werden.

Wenn wir jetzt nicht aufwachen, werden wir in ein paar Jahrzehnten in einer Welt leben, die sich heute kaum jemand vorzustellen vermag und die kaum einer für wünschenswert hält.

Es geht allerdings gar nicht darum, diese Entwicklungen zu verhindern, denn sie müssen und sie werden kommen. Wichtig wird allerdings sein, dass genügend viele Menschen diesen Dingen mit Wachheit und dem richtigen Bewusstsein begegnen, damit sie eines fernen Tages überwunden und sogar erlöst werden können. Diese Tendenz sah Rudolf Steiner schon vor 100 Jahren voraus.

»An solchen Stellen ist der Wille dazu vorhanden, die Menschenkraft zusammenzuspannen mit Maschinenkraft. Diese Dinge dürfen nicht so behandelt werden, als ob man sie bekämpfen müßte. Das ist eine ganz falsche Anschauung. Diese Dinge werden nicht ausbleiben, sie werden kommen. Es handelt sich nur darum, ob sie im weltgeschichtlichen Verlaufe von solchen Menschen in Szene gesetzt werden, die mit den großen Zielen des Erdenwerdens in selbstloser Weise vertraut sind und zum Heil der Menschen diese Dinge formen, oder ob sie in Szene gesetzt werden von jenen Menschengruppen, die nur im egoistischen oder im gruppenegoistischen Sinne diese Dinge ausnützen. Darum handelt es sich. Nicht auf das Was kommt es in diesem Falle an, das Was kommt sicher; auf das Wie kommt es an, wie man die Dinge in Angriff nimmt. Denn das Was liegt einfach im Sinne der Erdenentwickelung. Die Zusammenschmiedung des Menschenwesens mit dem maschinellen Wesen, das wird für den Rest der Erdenentwickelung ein großes, bedeutsames Problem sein.«[35]

6.5 Wie könnte sich das Verständnis für das Reinkarnations- und Karmagesetz auf bestimmte Lebensbereiche fruchtbar auswirken?

Wenn es uns wirklich gelingt, das Karmagesetz sowie die vor der Inkarnation selbst gestellte Lebensaufgabe in vollem Ernste anzuerkennen, so wird das auch sehr positive Auswirkungen auf unser ganz normales alltägliches Leben sowie unser gesamtes soziales Gefüge haben. Dann werden wir nicht mehr krampfhaft nach irgendwelchen ›Sündenböcken‹ suchen müssen, die uns in die eine oder andere missliche Lage gebracht hätten. Dann werden wir gewisse Missstände nicht mehr anderen Menschen in die Schuhe schieben. Erst recht werden wir dann nicht mehr an der Gerechtigkeit und Liebe Gottes zweifeln. Insbesondere werden wir dann erkennen, dass es nicht einer göttlichen Laune entspringt, wenn es uns einmal nicht so gut gehen sollte oder wenn wir nicht immer auf der Sonnenseite des Lebens stehen.

Schon das *Wissen* über das große kosmische Gesetz von Ursache und Wirkung kann unsere unangenehmen und quälenden Lebenslagen lindern. Wenn uns ein anderer etwas antut, wenn uns etwas Unerfreuliches zustößt, so können wir wissen, dass wir es selbst sind, die diese Erfahrungen verursacht haben. Wir können dann wissen, dass diese Erfahrungen eine Notwendigkeit darstellen, die uns letztlich in unserer geistig-seelischen Entwicklung weiterbringen. Nach unserem Tod, wenn wir in der geistigen Welt sind, sehnen wir uns regelrecht danach, in unserer nächsten Inkarnation solche Erfahrungen machen zu dürfen.

Auch wenn in der heutigen Zeit in unserer Gesellschaft schon ein gewisses Umwelt-Bewusstsein herrscht, muss man doch eingestehen, dass da noch vieles im Argen liegt. Immer noch wird die Erde in unverantwortlicher Weise ausgebeutet, immer noch nimmt die Verschmutzung der Umwelt drastisch zu! Sie kennen sicher den schönen Spruch, mit dem Umweltschützer das Bewusstsein für die Verantwortung, die jeder Mensch für die Umwelt hat, schärfen wollen: »Wir haben die Erde nur von unseren Kindern geliehen.« Menschen, welche die Reinkarnations- und die Karmalehre verinnerlicht haben, wissen, dass sie gewissermaßen *selbst* diese Kinder sind. Sie wissen, dass sie noch etliche Male, sogar noch in vielen tausend Jahren, wieder auf der Erde leben werden. Dann haben sie es auch noch nötig, lebensfähige und lebenswerte Bedingungen vorzufinden. Dann wollen sie nicht nur Menschenwerke aus Beton, Stahl und Glas sehen, sondern auch noch die Werke der Götter: Berge, saubere Flüsse, Seen und Meere, gesunde Wälder und Wiesen sowie eine mannigfaltige Tier- und Pflanzenwelt. Wenn die Menschheit diese geistigen Tatsachen anerkennen würde, wäre wohl die Umwelt-Problematik schon bald kein großes Thema mehr.

Zu den unerträglichen Gepflogenheiten unserer Tage gehört leider auch, dass immer noch – oder wieder – viele Zeitgenossen andere Menschen aufgrund ihrer Herkunft, Rassen- oder Religionszugehörigkeit diskriminieren oder sogar regelrecht verfolgen und bekämpfen. Jemandem, der von den wiederholten Erdenleben überzeugt ist, ist klar, dass er selbst in einem früheren Leben in einem bestimmten Land, auf das er heute abschätzig schaut, geboren wurde, dass er selbst einer Rasse oder Religion angehörte, die er heute herabwürdigt. Genauso gut kann er sich klarmachen, dass er sich vielleicht in einem späteren Leben in einem Landstrich verkörpern wird, in dem eine bestimmte Rasse beheimatet ist und eine bestimmte Religion ausgeübt wird, über die er heute heftig schimpft. Wer sich das wirklich bewusst macht, kann gewiss eine größere Toleranz gegenüber *scheinbar* fremdartigen Kulturen, Rassen und Religionen aufbringen. Schließlich war jeder von uns mit hoher Wahrscheinlichkeit schon einmal Angehöriger *aller* Rassen und Religionen oder wird es in Zukunft sein.

Ein wirkliches Verständnis des Karmagesetzes könnte auch dazu führen, dass viele Missstände und Irrtümer, die in unserem heutigen Gesundheitswesen herrschen, aus der Welt geschafft werden würden. Wenn man einsehen würde, dass viele Krankheiten von den guten Göttern geschickt werden und für bestimmte Menschen karmisch absolut notwendig und sinnvoll sind, so würde man beispielsweise von der Impfwut und der viel zu oft unnötigen Verabreichung chemischer Medikamente abkommen. Wenn man erkennen würde, dass es sich bei bestimmten vermeintlichen Krankheiten gar nicht um solche handelt, wie das etwa bei ADS meistens der Fall ist, so würde man von der Verordnung kontraproduktiver Beruhigungsmittel absehen. Eine solche Umkehr von der heute leider üblichen Praxis hätte nur Gewinner – mit einer Ausnahme, nämlich der Pharma-Industrie!

Anhang

A.1 Tabellen

	Mineral	Pflanze	Tier	Mensch
Geistesmensch (Atma)				*wird erst nach und nach ausgebildet*
Lebensgeist (Buddhi)				
Geistselbst (Manas, höheres Selbst)				
Ich				▓
Astralleib			▓	▓
Ätherleib		▓	▓	▓
physischer Leib	▓	▓	▓	▓

Tabelle 1: **Die Wesensglieder bei Menschen, Tieren, Pflanzen und Mineralien**

Wie wir in Kapitel 4 erläutert haben ist der *heutige* Mensch ein viergliedriges Wesen, das aus physischem Leib, Ätherleib, Astralleib und Ich besteht.

Es gehört zu den Aufgaben des Menschen, mit seinem Ich an den unteren drei Leibern ganz *bewusst* zu arbeiten, um diese nach und nach in *Geist*glieder zu verwandeln. Diese Verwandlung – man könnte auch von Veredelung, Reinigung oder Vergeistigung sprechen – des astralischen, ätherischen und physischen Leibes geht mit dem einher, was man als die *geistig-seelische* Evolution des Menschen bezeichnet.

Das »Geistselbst« (indisch-theosophisch »Manas«) kann sich der individuelle Mensch dadurch erwerben, dass er mit seinem Ich seinen Astralleib *bewusst* umgestaltet, vergeistigt. In dem Maße, wie er Herr über seine Triebe, Begierden, Leidenschaften usw. geworden ist, erscheint dieses Wesensglied im Astralleib. Für die Ausbildung des Geistselbst ist es zudem erforderlich, dass der

Mensch sich mehr und mehr zu einem reinen Denken erhebt, das nicht an das gebunden ist, was die Sinneswelt ihm bietet.

Der Astralleib eines Menschen besteht auch heute schon aus zwei Bereichen: dem bereits umgewandelten, veredelten und dem noch nicht umgewandelten. Das Geistselbst in seiner Offenbarung kann beim Menschen als »umgewandelter Astralleib« bezeichnet werden. Während der dem Menschen verliehene Astralleib das Ich wie eine äußere Hülle umgibt, wird das Geistselbst zu einem unverlierbaren inneren Bestandteil der menschlichen Individualität. Es ist derjenige Teil des Astralleibes, den der Mensch, wenn er im Durchschnitt einige Jahrzehnte nach dem Tod seinen Astralleib ablegt, auf seinen weiteren Lebensweg mitnimmt.

Zur Reife wird dieses Wesensglied erst auf der nächsten Inkarnationsstufe der Erde, dem neuen Jupiter, kommen.

Das zweite Geistglied, das der Mensch vermöge seiner Ich-Kräfte ausbilden wird, ist der »Lebensgeist« (indisch-theosophisch »Buddhi«). So wie der Mensch dadurch, dass er seinen Astralleib vergeistigt, das Geistselbst ausbildet, bildet er den Lebensgeist durch die Vergeistigung des Ätherleibes aus. Analog kann man die Offenbarung des Lebensgeistes als »umgewandelten Ätherleib« bezeichnen.

Um dieses Wesensglied bilden zu können, muss der Mensch mit seinem Ich nach und nach die Herrschaft über seine tiefer gehenden Lebensgewohnheiten und Charaktereigenschaften gewinnen. Es liegt auf der Hand, dass es viel schwieriger ist und ungleich intensiverer Anstrengungen bedarf, auf dieser Ebene etwas zu bewirken, als seine Triebe, Leidenschaften und dergleichen zu veredeln. Förderlich für diese Arbeit kann es sein, wenn der Mensch von tiefen religiösen Impulsen durchdrungen ist, die er sich zum festen Bestandteil seines Lebens macht. Wenn der Mensch etwa drei Tage nach dem Tod den größten Teil seines Ätherleibes ablegt, nimmt er den bereits vergeistigten Teil desselben mit, der dann auch zu seinem ewigen Wesenskern gehört.

Erst auf der neuen Venus, der übernächsten Inkarnationsstufe unserer Erde, wird der Lebensgeist bei der Mehrheit der Menschen zur Reife kommen.

Das höchste Wesensglied, das der Mensch entwickeln muss, wurde von Rudolf Steiner »Geistesmensch« (indisch-theosophisch »Atma«) genannt. Dieses Wesensglied kann der Mensch dadurch entwickeln, dass er mit seinen Ich-Kräften den physischen Leib umwandelt, vergeistigt, so dass er letztlich alle physiologischen Prozesse beherrschen und willentlich steuern kann. Den Geistesmenschen kann der Mensch erst in ur-urferner Zukunft, nämlich auf der vorerst letzten Inkarnationsstufe der Erde, die Rudolf Steiner Vulkan nannte, sein Eigen nennen. Dann wird der Mensch vollständig vergeistigt, vollständig Geist sein.

Der Mensch muss also mit seinen Ich-Kräften an diesen Umwandlungen, an diesen Vergeistigungen seiner drei unteren Leiber arbeiten, damit er eines sehr, sehr fernen Tages diese drei geistigen Wesensglieder besitzen kann. Der heutige Mensch hat an seinem Astralleib schon relativ viel gearbeitet. Das Arbeiten am Ätherleib oder gar am physischen Leib ist ungleich schwieriger. Hier hat der Durchschnittsmensch noch nicht viel bewirken können.

Hierarchie	Reich (Stufe)	christliche Bezeichnung	*alternative* Bezeichnung (*vorwiegend* nach Rudolf Steiner)
1.	1	**Seraphim**	Geister der Liebe
	2	**Cherubim**	Geister der Harmonien
	3	**Thronoi** (Throne)	Geister des Willens
2.	4	**Kyriotetes** (Herrschaften)	Geister der Weisheit, Weltenlenker
	5	**Dynamis** (Mächte, Tugenden)	Geister der Bewegung, Weltenkräfte
	6	**Exusiai** (Gewalten, Obrigkeiten)	Geister der Form, Offenbarer, Elohim (gemäß Genesis)
3.	7	**Archai** (Urbeginne, Fürstentümer)	Geister der Persönlichkeit, Urengel, Urkräfte, Jamim (gemäß Genesis), **Zeitgeister**
	8	**Archangeloi** (Erzengel)	Engel des Anfangs, Feuergeister, **Volksgeister**
	9	**Angeloi** (Engel)	Söhne des Lebens, Genius, Götterboten, **Schutzengel**

Tabelle 2: **Die geistigen Wesen der höheren Hierarchien**

Die Existenz von »Engeln« gehört zu den Glaubensgrundlagen im Judentum, im Christentum sowie im Islam. Schließlich ist in den religiösen Urkunden dieser drei großen Religionen häufig von diesen Wesen die Rede. Diesen Bekenntnissen ist gemein, dass sie sich darunter geistige Wesenheiten vorstellen, die gewissermaßen zwischen Gott und den Menschen vermittelnd tätig sind. Allerdings werden diese Wesen häufig alle in einen Topf geworfen. Eine Unterscheidung bzw. Differenzierung wird im Allgemeinen nicht vorgenommen. Auch kann man den offiziellen Lehren dieser Religionen kaum entnehmen, worin die genauen Aufgaben der Engelwesenheiten bestehen.

Im ersten nachchristlichen Jahrhundert bekam *Dionysius Areopagita*, ein in Athen lebender Schüler und Freund des Apostels *Paulus*, von diesem den Auftrag, die Lehre von den *»Engelchören«* zu begründen und diese bestimmten Eingeweihten von Mund zu Ohr mitzuteilen. Dionysius brachte diese mannigfaltigen Wesenheiten erstmals in ein System, das dann später von Rudolf Steiner bestätigt und erheblich verfeinert wurde.

Die Engelwesenheiten lassen sich in Abhängigkeit von ihrem Entwicklungsstand, ihren Fähigkeiten und ihren Aufgaben in drei *Hierarchien* unterteilen. Jede der drei Hierarchien wiederum lässt sich in drei *Stufen* oder *Reiche* untergliedern, so dass man insgesamt von neun Reichen sprechen muss. So wie das *Reich der Menschen* in der physischen Welt noch drei Reiche unter sich hat (*Tierreich, Pflanzenreich* und *Mineralreich*) hat es im Geistigen neun Reiche über sich. Das unterste dieser geistigen Reiche ist das der *Engel*. Das Engelreich steht genau so um eine Stufe über dem Menschenreich wie dieses um eine Stufe über dem Tierreich steht. Das oberste Reich der dritten Hierarchie, also das der *Urbeginne*, steht somit um drei Stufen über dem Reich der Menschen, genau wie das wiederum um drei Stufen über dem Mineralreich steht. Alle diese geistigen Wesenheiten der neun Reiche werden zusammengefasst als *»geistige Wesen der höheren Hierarchien«* bezeichnet.

Diese Wesen sind in ihrer Entwicklung dem Menschen schon weit vorangeeilt. Daher kann man sie auch als »Götter« bezeichnen. Auch sie standen einmal in einem Entwicklungsprozess, den man mit dem *vergleichen* kann, den der Mensch heute durchmacht. Sie waren allerdings niemals auf der Erde, einem ihrer Vorläufer oder einem anderen Planeten verkörpert. Sie verfügen nicht über einen freien Willen, wie das beim Menschen der Fall ist, aber sehr wohl über ein Selbstbewusstsein.

Jedes dieser Götterreiche hat seine ganz konkreten Aufgaben im Rahmen der göttlichen Weltenordnung sowie seine ganz besonderen Fähigkeiten. Alle diese Wesen sind auch stark an dem Entwicklungsprozess der Menschen und der Menschheit beteiligt.

Auch die Wesenheiten der höheren Hierarchien befinden sich genau wie der Mensch in einem steten Entwicklungsprozess. So wie der Mensch auf dem zukünftigen Weltenkörper, der Jupiter-Erde, auf einer Stufe steht, die mit der vergleichbar ist, auf der die Engel heute stehen, werden die Engel dann auf der Stufe der Erzengel stehen. Auf dem Jupiter wird der Mensch sein Geistselbst zur Reife gebracht haben, das die Engel schon heute besitzen. Entsprechend haben die Erzengel schon den Lebensgeist, die Urbeginne den Geistesmenschen und die Wesen der noch höheren Reiche weitere höhere Geistglieder ausgebildet.

Wie wir schon erläutert haben, ist jedem Menschen ein Wesen aus dem Reich der Engel als Schutzengel zugeordnet, das ganz wesentlich dafür sorgt, dass wir unser Schicksal leben können. Im Leben zwischen Tod und neuer Geburt kommt der Mensch auch mit den Wesen der höheren Reiche zusammen, die ihn dabei anleiten, seine neue Inkarnation vorzubereiten.

Ausführliches über das Leben und Wirken dieser erhabenen Wesen sowie ihre Aufgaben finden Sie in unseren Büchern *»Das Götterprojekt Mensch«* und *»Im Himmel herrscht Hochbetrieb«*.

A.2 Zitate berühmter Persönlichkeiten über die Reinkarnation

Wie in Kapitel 2 erwähnt wurde, war das Thema »Reinkarnation« bzw. »Wiedergeburt« – manche nannten es »Seelenwanderung« – in den letzten Jahrhunderten auch im Abendland nicht gänzlich unbekannt. Viele große Denker waren von den wiederholten Erdenleben überzeugt oder hielten es zumindest für sehr wahrscheinlich, dass der Mensch viele Male den irdischen Schauplatz betritt.

Im Folgenden soll das anhand einiger Zitate, die allesamt dem Buch *»Reinkarnation – Die umfassende Wissenschaft der Seelenwanderung«* von *Ronald Zürrer* entnommen sind, belegt werden. In dem angeführten Werk sind noch unzählige weitere Zitate nachzulesen. Es entsteht wirklich der Eindruck, dass es kaum einen berühmten Zeitgenossen der letzten Jahrhunderte gab, den wir heute als Dichter, Musiker, Forscher oder dergleichen verehren, der nicht über die Reinkarnation nachgedacht hat. Viele haben sich mehr oder weniger deutlich dazu bekannt, dass sie diese Lehre anerkennen.

Friedrich der Große (1712 – 1786, König von Preußen):

»Ich fürchte nun, daß es mit meinem irdischen Leben bald aus sein wird. Da ich aber überzeugt bin, daß nichts, was einmal in der Natur existiert, wieder vernichtet werden kann, so weiß ich gewiß, daß der edlere Teil von mir darum nicht aufhören wird zu leben. Zwar werde ich wohl im künftigen Leben nicht König sein, aber desto besser: ich werde doch ein tätiges Leben führen und noch dazu ein mit weniger Undank verknüpftes.«

Gotthold Ephraim Lessing (1729 – 1781, deutscher Dichter) schreibt im Jahre 1778:

»Ist es denn schon ausgemacht, daß meine Seele nur einmal ein Mensch ist? Ist es denn schlechterdings so ganz unsinnig, daß ich auf meinem Wege der Vervollkommnung wohl durch mehr als eine Hülle der Menschheit hindurch müßte? Vielleicht wäre auf diese Wanderung der Seele durch verschiedene menschliche Körper ein ganz neues eigenes System zu gründen? Vielleicht wäre dieses neue System kein anderes als das älteste...«

Paul Gauguin (1848 – 1903, französischer Maler) schreibt in seinen Notizen:

»Die Seele überlebt, wenn der physische Organismus zusammenbricht. Sie nimmt dann einen anderen Körper an, wobei sie je nach Schuld und Verdienst erhoben oder erniedrigt wird.«

Arthur Schopenhauer (1788 – 1860, deutscher Philosoph) schreibt in seinem Werk *»Parerga und Paralipomena«*:

»Wenn mich ein Asiate früge, was Europa ist, so müßte ich ihm antworten: Es ist der Weltteil, der gänzlich von dem unerhörten und unglaublichen Wahn besessen ist, daß die Geburt des Menschen sein absoluter Anfang, und er aus dem Nichts hervorgegangen sei.«

Friedrich Rückert (1788 – 1866, deutscher Dichter und Sprachgelehrter) schreibt in seiner Spruchdichtung *»Die Weisheit des Brahmanen«*:

»O bitt um Leben noch!

Du fühlst an deinen Mängeln,
daß du nicht wandeln kannst
schon unter Gottes Engeln.
Erst baut Natur den Leib, ein Haus mit Sinnentoren,
worin ein fremdes Kind, der Geist, dann wird geboren.
Er findet Hausgerät und braucht es nach Gefallen.
Und wenn er dann das Haus verläßt, wird es zerfallen.
Doch die Baumeisterin baut immer neues wieder,
und lockt den Himmelsgast zur irdischen Einkehr wieder.«

Thomas Henry Huxley (1825 – 1895, englischer Biologe und Anatom):

»Die Lehre der Seelenwanderung gestattet es dem Menschen, eine einleuchtende Erklärung für die Phänomene und Gesetzmäßigkeiten des Kosmos zu finden... Nur äußerst voreilige Denker würden sie als absurd abtun.«

Sören Kirkegard (1813 – 1855, dänischer Philosoph, Theologe und Schriftsteller) schreibt:

»*Schreibe*«,
sprach jene Stimme, und der Prophet antwortete:
»*Für wen?*«
Die Stimme sprach:
»*Für die Toten, für die, die du in der Vorwelt geliebt hast.*«
Der Prophet fragte:
»*Werden sie mich lesen?*«
Die Stimme antwortete:
»*Ja, denn sie kommen wieder zurück als Nachwelt.*«

Leo Tolstoi (1828 – 1910, russischer Schriftsteller) schreibt in seinem Tagebuch:

»*Wie gut wäre es, wenn man die Erlebnisse eines Menschen schildern könnte, der in seinem früheren Leben sich selbst getötet hat. Er stößt stets auf die selben Anforderungen, die ihm früher entgegen standen und so gelangt er zum Bewusstsein, er müsse diese Anforderungen erfüllen. Durch die Erfahrung belehrt, wird dieser Mensch vernünftiger sein als die anderen.*«

Peter Rosegger (1843 – 1918, österreichischer Dichter und Schriftsteller) schreibt in seinem Werk »*Mein Himmelreich*«:

»*Wenn im Herbst die Blätter von den Bäumen fallen, so will man das für ein Beispiel der Vergänglichkeit deuten. Ein schlechtes Beispiel, denn nach wenigen Monaten wachsen auf dem Baum junge Blätter, und es wird ein Frühling, der ganz so ist, wie die früheren waren... Und der Mensch sinkt als Vater oder Mutter zu Grabe, und steht als Kind wieder auf...*«

Maurice Maeterlink (1862 – 1949, belgischer Schriftsteller und Dramatiker) schreibt in seinem Werk »*Vom Tode*«:

»*Nie gab es einen Glauben, der schöner, gerechter, reiner, moralischer, fruchtbarer, tröstlicher und in gewissem Sinne wahrscheinlicher ist, als der Wiederverkörperungsglaube.*«

William Sommerset Maugham (1874 – 1965, englischer Erzähler und Dramatiker) schreibt in seinem Werk »*Auf Messers Schneide*«:

»*Ist dir aufgefallen, daß die Seelenwanderung eine unmittelbare Erklärung und Rechtfertigung des Bösen in der Welt bietet? Wenn das Schlechte, unter dem wir leiden, das Ergebnis unserer Sünden ist, die wir in unserem vergangenen Leben begangen haben, so können wir es mit Ergebung und mit Hoffnung ertragen, daß unsere zukünftigen Leben weniger leidvoll sein werden, wenn wir im jetzigen nach Tugend streben.*«

Arthur Schnitzler (1862 – 1931, österreichischer Arzt und Schriftsteller) lässt in seinem Drama »*Der einsame Weg*« Johanna die Worte sagen:

»*Ich für meinen Teil kann mir alles andere eher vorstellen als dies: daß ich nun zum ersten Male auf der Welt sein sollte. Und es gibt Augenblicke, in denen ich mich ganz deutlich an allerlei erinnere.*«

Christian Morgenstern (1871 – 1914, deutscher Dichter und Schriftsteller) schreibt in seinem Werk »*Mensch Wanderer*«:

»*Wie oft wohl bin ich schon gewandelt
auf diesem Erdball des Leids,
wie oft wohl hab' ich umgewandelt
den Stoff, die Form des Lebenskleids?
Wie oft mag ich schon sein gegangen
durch diese Welt, aus dieser Welt,
um ewig wieder anzufangen,
von frischem Hoffnungstrieb geschwellt?
Es steigt empor, es sinkt die Welle –
so leben wir auch ohne Ruh';
unmöglich, dass sie aufwärts schnelle
und nicht zurück – dem Grunde zu.*«

Quellennachweis

Bei den Werken Rudolf Steiners sind im Quellennachweis die offiziellen Nummern der Gesamtausgabe (GA-Nr.) verwendet worden. Die kompletten Angaben zu allen Werken Steiners, soweit sie für dieses Buch relevant waren, finden Sie im Literaturverzeichnis.

Vorspann

1 Zitat von Albert Steffen; entnommen aus Reuschle, Frieda Margarete: *Tod wird Leben.* Stuttgart: J. Ch. Mellinger (1994), S. 27

Kapitel 1 – Einleitung

1 Zitat von Albert Schweitzer aus seinem Werk *»Verfall und Wiederaufbau der Kultur«* aus dem Jahre 1923; entnommen aus: *Weisheiten der Welt – Deutsche Dichter und Denker,* S. 290

Kapitel 2 – Die Überzeugung von der Reinkarnation – früher und heute

1 entnommen aus Zürrer, Ronald: *Reinkarnation – Die umfassende Wissenschaft der Seelenwanderung.* Zürich: Sentient Press (1992)
2 vgl. Frieling, Rudolf: *Christentum und Wiederverkörperung.* Christengemeinschaft in der Deutschen Demokratischen Republik, später Urachhaus (1986), S. 10f.
3 GA 131, S. 62f.

Kapitel 3 – Die Reinkarnationsidee in der Bibel und im konfessionellen Christentum

1 Matthäus 17, 10ff.
2 *»Katechismus der katholischen Kirche«*, Nr. 1013, S. 290
3 Maleachi 3, 23
4 Matthäus 16, 14; Markus 8, 28; Lukas 9, 19; Johannes 1, 21
5 Johannes 9, 2
6 Matthäus 17, 1ff.
7 GA 52, S. 78f.
8 vgl. Johannes 16, 12
9 vgl. GA 93a, S. 65
10 GA 97, S. 22

Kapitel 4 – Die unsterbliche ›Instanz‹ im Menschen

1 Zitat aus Christoph Martin Wielands Rede *»Über das Fortleben im Andenken der Nachwelt«* aus dem Jahre 1810; entnommen aus *»Weisheiten der Welt – Deutsche Dichter und Denker«*, S. 74
2 Über die Wesensglieder des Menschen hat Rudolf Steiner sehr häufig geschrieben und gesprochen; siehe etwa GA 9, S. 24ff. und GA 13, S. 41f.

Kapitel 5 – Reinkarnation – Das Gesetz der wiederholten Erdenleben

1 GA 40, S. 270
2 vgl. GA 143, S. 180
3 vgl. https://www.zeit.de/1999/52/Ein_Kind_zum_Anbeten (vom 24.11.2021)
4 vgl. https://schwabach.de/de/wissenswertes/neuigkeiten/neues-aus-den-aemtern/5111-1740-wunderkind-gestorben.html (vom 24.11.2021)
5 vgl. *»Katechismus der katholischen Kirche«*, Nr. 366, S. 124
6 entnommen aus Zürrer, Ronald: *Reinkarnation – Die umfassende Wissenschaft der Seelenwanderung*. Zürich: Sentient Press (1992), S. 297
7 GA 348, S. 193
8 vgl. etwa *»Katechismus der katholischen Kirche«*, Nr. 1023, 1024, 1042
9 Zitat aus Goethes Werk *»Zahme Xenien – 4. Buch«* aus dem Jahre 1821; entnommen aus *»Weisheiten der Welt – Deutsche Dichter und Denker«*, S. 90
10 GA 26, S. 185
11 Offenbarung 21, 1f.
12 GA 196, S. 90
13 GA 62, S. 177f.
14 GA 130, S. 191
15 GA 350, S. 21

Kapitel 6 – Karma – Das große kosmische Schicksalsgesetz

1 GA 28, S. 177
2 GA 53, S. 76f.
3 vgl. GA 54, S. 293
4 GA 135, S. 16
5 GA 34, S. 404f.
6 vgl. GA 94, S. 117
7 GA 107, S. 252
8 GA 275, S. 142
9 GA 40, S. 252
10 GA 100, S. 59
11 von Halle, Judith: *Anna Katharina Emmerick – eine Rehabilitation*. Dornach: Verlag für Anthroposophie (2013), S. 143

12 Johanson, Irene: *Was Engel uns heute mitteilen wollen.* Stuttgart: Urachhaus (2002), S. 26f.
13 Karl Ludwig von Knebel: *K. L. von Knebel's literarischer Nachlaß und Briefwechsel.* Herausgegeben von K. A. Varnhagen von Ense und Th. Mundt. Dritter Band. Leipzig (1836), S. 452
14 GA 141, S. 62
15 vgl. GA 93a, S. 134f.
16 vgl. GA 205, S. 108
17 GA 161, S. 107
18 GA 94, S. 117
19 GA 94, S. 117f.
20 GA 155, S. 183
21 GA 155, S. 184
22 GA 155, S. 186
23 GA 120, S. 33
24 GA 107, S. 175f.
25 von Halle, Judith: *Von Krankheiten und Heilungen und von der Mysteriensprache in den Evangelien.* Dornach: Verlag für Anthroposophie (2015), S. 162f.
26 Johannes 8, 3ff.
27 Johannes 8, 7f.
28 vgl. etwa Matthäus 5, 17
29 Johannes 1, 17
30 GA 103, S. 133
31 von Halle, Judith: *Von Krankheiten und Heilungen und von der Mysteriensprache in den Evangelien.* Dornach: Verlag für Anthroposophie (2015), S. 159
32 GA 120, S. 102ff.
33 von Halle, Judith: *Von Krankheiten und Heilungen und von der Mysteriensprache in den Evangelien.* Dornach: Verlag für Anthroposophie (2015), S. 160f.
34 von Halle, Judith: *Von Krankheiten und Heilungen und von der Mysteriensprache in den Evangelien.* Dornach: Verlag für Anthroposophie (2015), S. 156f.
35 GA 178, S. 218f.

Diese Publikation enthält Links auf Webseiten Dritter, für deren Inhalte keine Haftung übernommen wird. Auf Veränderungen, die nach den angegebenen Zeitpunkten der Überprüfung liegen, hat der Autor keinerlei Einfluss.

Literaturverzeichnis

Werke von Rudolf Steiner

Alle Werke von Rudolf Steiner wurden herausgegeben von der *»Rudolf Steiner-Nachlassverwaltung«* und sind im *»Rudolf Steiner Verlag«*, Dornach/Schweiz erschienen. Dort kann auch der *»Katalog des Gesamtwerks«* angefordert werden.

Die bisher im Rahmen der Gesamtausgabe des Werkes Rudolf Steiners erschienenen Bücher sind durch die »Freie Verwaltung des Nachlasses von Rudolf Steiner« im Internet unter

http://www.fvn-rs.net

frei verfügbar. (Stand 24.11.2021)

Im Folgenden sind nur diejenigen Werke aufgeführt, die der Verfasser für dieses Buch herangezogen hat.

GA 9	*Theosophie – Einführung in übersinnliche Welterkenntnis und Menschenbestimmung* (2000)	
GA 13	*Die Geheimwissenschaft im Umriss* (1989)	
GA 26	*Anthroposophische Leitsätze – Der Erkenntnisweg der Anthroposophie – Das Michael-Mysterium* (1998)	
GA 28	*Mein Lebensgang – Eine nicht vollendete Autobiographie 1925* (2000)	
GA 34	*Lucifer-Gnosis 1903 - 1908 – Grundlegende Aufsätze zur Anthroposophie und Berichte aus den Zeitschriften »Lucifer« und »Lucifer-Gnosis«* (1987)	
GA 40	*Wahrspruchworte* (1998)	
GA 52	*Spirituelle Seelenlehre und Weltbetrachtung* (1986)	
GA 53	*Ursprung und Ziel des Menschen – Grundbegriffe der Geisteswissenschaft* (1981)	
GA 54	*Die Welträtsel und die Anthroposophie* (1983)	

GA 62	*Ergebnisse der Geistesforschung* (1988)
GA 93a	*Grundelemente der Esoterik* (1987)
GA 94	*Kosmogonie –Populärer Okkultismus – Das Johannes-Evangelium – Die Theosophie anhand des Johannes-Evangeliums* (2001)
GA 97	*Das christliche Mysterium – Die Wahrheitssprache der Evangelien – Luzifer und Christus – Alte Esoterik und Rosenkreuzertum – Erkenntnisse und Lebensfrüchte der Geisteswissenschaft* (1998)
GA 99	*Die Theosophie des Rosenkreuzers* (1985)
GA 100	*Menschheitsentwickelung und Christus-Erkenntnis –Theosophie und Rosenkreuzertum – Das Johannes-Evangelium* (1981)
GA 103	*Das Johannes-Evangelium* (1995)
GA 107	*Geisteswissenschaftliche Menschenkunde* (1988)
GA 120	*Die Offenbarungen des Karma* (1992)
GA 130	*Das esoterische Christentum und die geistige Führung der Menschheit* (1995)
GA 131	*Von Jesus zu Christus* (1988)
GA 135	*Wiederverkörperung und Karma und ihre Bedeutung für die Kultur der Gegenwart* (1989)
GA 141	*Das Leben zwischen dem Tode und der neuen Geburt im Verhältnis zu den kosmischen Tatsachen* (1997)
GA 143	*Erfahrungen des Übersinnlichen –Die drei Wege der Seele zu Christus* (1994)
GA 155	*Christus und die menschliche Seele – Über den Sinn des Lebens – Theosophische Moral – Anthroposophie und Christentum* (1994)
GA 161	*Wege der geistigen Erkenntnis und der Erneuerung künstlerischer Weltanschauung* (1999)
GA 178	*Individuelle Geistwesen und ihr Wirken in der Seele des Menschen* (1992)
GA 196	*Geistige und soziale Wandlungen in der Menschheitsentwickelung* (1992)
GA 205	*Menschenwerden, Weltenseele und Weltengeist – Erster Teil – Der Mensch als leiblich-seelische Wesenheit in seinem Verhältnis zur Welt* (1987)
GA 275	*Kunst im Lichte der Mysterienweisheit* (1990)
GA 348	*Über Gesundheit und Krankheit – Grundlagen einer geisteswissenschaftlichen Sinneslehre* (1997)
GA 350	*Rhythmen im Kosmos und im Menschenwesen – Wie kommt man zum Schauen der geistigen Welt?* (1991)

Buchempfehlungen

Spirituelle Sachbücher

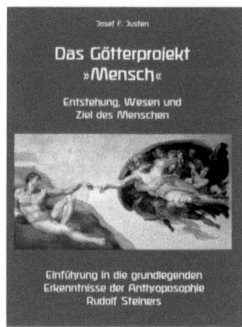

Das Götterprojekt »Mensch«

Entstehung, Wesen und Ziel des Menschen

Einführung in die grundlegenden Erkenntnisse der Anthroposophie Rudolf Steiners

© Justen, Josef F. (2021)
BoD-Books on Demand, Norderstedt
ISBN: 978-3-7534-6343-8
Hardcover; 632 Seiten (17 × 22 cm); 28,99 €

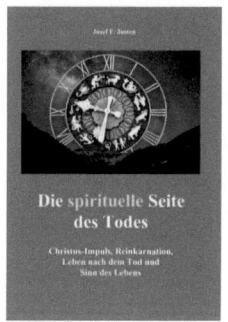

Die spirituelle Seite des Todes

Christus-Impuls, Reinkarnation, Leben nach dem Tod und Sinn des Lebens

© Justen, Josef F. (2019)
BoD-Books on Demand, Norderstedt
ISBN: 978-3-7322-8495-5
Hardcover; 444 Seiten (14,8 × 21 cm); 21,99 €

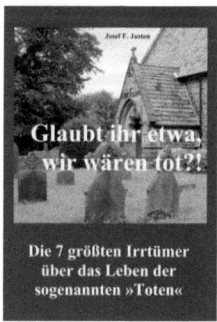

Glaubt ihr etwa, wir wären tot?!

Die 7 größten Irrtümer über das Leben der sogenannten »Toten«

© Justen, Josef F. (2021)
BoD-Books on Demand, Norderstedt
ISBN: 978-3-7557-0171-2
Paperback; 180 Seiten (14,8 × 21 cm); 12,99 €

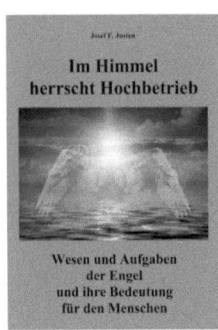

Im Himmel herrscht Hochbetrieb

Wesen und Aufgaben der Engel und ihre Bedeutung für den Menschen

© Justen, Josef F. (2021)
BoD-Books on Demand, Norderstedt
ISBN: 978-3-7526-2891-3
Paperback; 188 Seiten (14,8 × 21 cm); 9,99 €

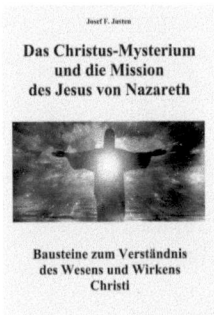

Das Christus-Mysterium und die Mission des Jesus von Nazareth

Bausteine zum Verständnis des Wesens und Wirkens Christi

© Justen, Josef F. (2020)
BoD-Books on Demand, Norderstedt
ISBN: 978-3-7519-9978-6
Hardcover; 244 Seiten (14,8 × 21 cm); 19,99 €

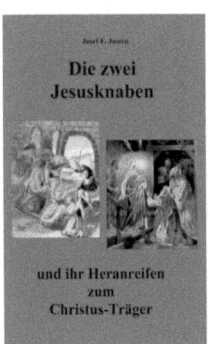

Die zwei Jesusknaben und ihr Heranreifen zum Christus-Träger

© Justen, Josef F. (2020)
BoD-Books on Demand, Norderstedt
ISBN: 978-3-7526-2745-9
Paperback; 80 Seiten (13,5 × 21,5 cm); 7,99 €

Spirituelle Erzählungen

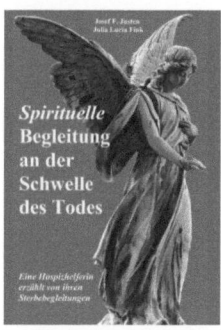

Spirituelle Begleitung an der Schwelle des Todes

Eine Hospizhelferin erzählt von ihren Sterbebegleitungen

© Justen, Josef F. (2020)
BoD-Books on Demand, Norderstedt
ISBN: 978-3-7504-3590-2
Hardcover; 268 Seiten (14,8 × 21 cm); 19,99 €

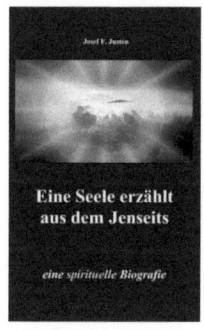

Eine Seele erzählt aus dem Jenseits

Eine spirituelle Biografie

© Justen, Josef F. (2019)
BoD-Books on Demand, Norderstedt
ISBN: 978-3-7347-6045-7
Paperback; 176 Seiten (13,5 × 21,5 cm); 7,99 €

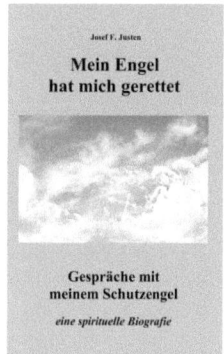

Mein Engel hat mich gerettet

Gespräche mit meinem Schutzengel

© Justen, Josef F. (2020)
BoD-Books on Demand, Norderstedt
ISBN: 978-3-7504-9439-8
Paperback; 140 Seiten (13,5 × 21,5 cm); 6,99 €

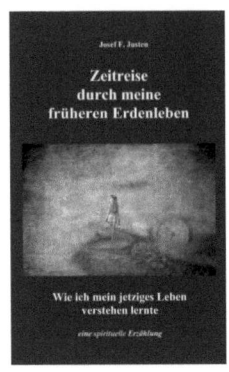

Zeitreise durch meine früheren Erdenleben

Wie ich mein jetziges Leben verstehen lernte

© Justen, Josef F. (2021)
BoD-Books on Demand, Norderstedt
ISBN: 978-3-7534-9041-1
Paperback; 120 Seiten (13,5 × 21,5 cm); 7,99 €

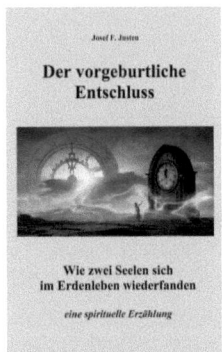

Der vorgeburtliche Entschluss

Wie zwei Seelen sich im Erdenleben wiederfanden

© Justen, Josef F. (2021)
BoD-Books on Demand, Norderstedt
ISBN: 978-3-7534-4170-2
Paperback; 56 Seiten (12 × 19 cm); 5,99 €

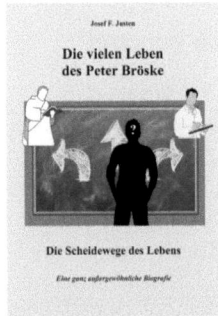

Die vielen Leben des Peter Bröske – Die Scheidewege des Lebens

Eine ganz außergewöhnliche Biografie

© Justen, Josef F. (2021)
BoD-Books on Demand, Norderstedt
ISBN: 978-3-7534-5161-6
Paperback; 176 Seiten (14,8 ×21 cm); 9,99 €

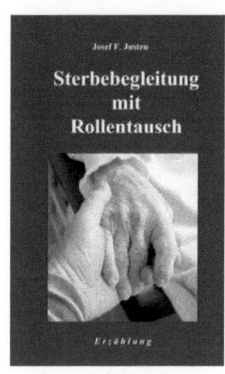

Sterbebegleitung mit Rollentausch

Erzählung

© Justen, Josef F. (2019)
BoD-Books on Demand, Norderstedt
ISBN: 978-3-7519-5811-0
Paperback; 84 Seiten (12 × 19 cm); 5,99 €

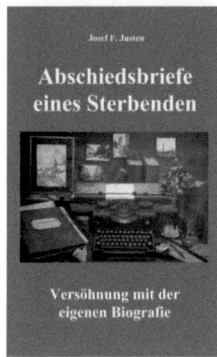

Abschiedsbriefe eines Sterbenden

Versöhnung mit der eigenen Biografie

© Justen, Josef F. (2020)
BoD-Books on Demand, Norderstedt
ISBN: 978-3-7504-5189-6
Paperback; 72 Seiten (12 × 19 cm); 4,99 €

Spirituelle Kurzgeschichten

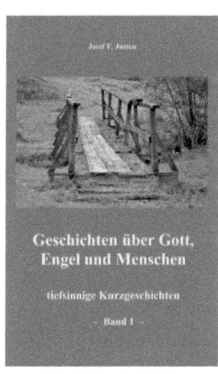

Geschichten über Gott, Engel und Menschen

tiefsinnige Kurzgeschichten (2 Bände)

© Justen, Josef F. (2019)
BoD-Books on Demand, Norderstedt
ISBN: 978-3-7494-2927-1 (Band 1)
ISBN: 978-3-7494-7194-2 (Band 2)
Paperback; jeweils 104 Seiten (12 × 19 cm);
jeweils 5,99 €

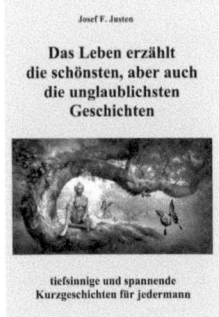

Das Leben erzählt die schönsten, aber auch die unglaublichsten Geschichten

tiefsinnige und spannende Kurzgeschichten für jedermann

© Justen, Josef F. (2021)
BoD-Books on Demand, Norderstedt
ISBN: 978-3-7543-4638-9
Paperback; 128 Seiten (12 × 19 cm); 8,99 €

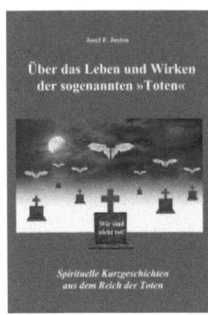

Über das Leben und Wirken der sogenannten »Toten«

spirituelle Kurzgeschichten aus dem Reich der Toten

© Justen, Josef F. (2021)
BoD-Books on Demand, Norderstedt
ISBN: 978-3-7557-3578-6
Paperback; 112 Seiten (12 × 19 cm); 8,99 €

Alle Bücher sind auch als E-Book erhältlich.

**Umfassende Informationen
zu allen Büchern
mit ausführlichen Leseproben
finden Sie auf der
offiziellen Autoren-Website:**

www.Justen-Buecher.com